坐出健康来

缺血适应理论与实践

叶少剑 ◎ 著

上海科学技术文献出版社
Shanghai Scientific and Technological Literature Press

图书在版编目（CIP）数据

坐出健康来：缺血适应理论与实践 / 叶少剑著 .
上海：上海科学技术文献出版社，2025.
—ISBN 978-7-5439-9266-5

Ⅰ．R543

中国国家版本馆 CIP 数据核字第 2024K177R3 号

责任编辑：付婷婷
封面设计：留白文化

坐出健康来：缺血适应理论与实践
ZUOCHU JIANKANG LAI: QUEXUE SHIYING LILUN YU SHIJIAN
叶少剑　著
出版发行：上海科学技术文献出版社
地　　址：上海市淮海中路 1329 号 4 楼
邮政编码：200031
经　　销：全国新华书店
印　　刷：常熟市人民印刷有限公司
开　　本：650mm×900mm　1/16
印　　张：17.5
字　　数：188 000
版　　次：2025 年 2 月第 1 版　2025 年 2 月第 1 次印刷
书　　号：ISBN 978-7-5439-9266-5
定　　价：88.00 元
http://www.sstlp.com

目录

第三章 — **相关论文** / 223

后 记

序

坐出健康来，乍一听不免让人觉得奇怪。现代社会，我们每天在吃饭、休息、工作或者旅行途中等都有很多时间需要坐着。都说久坐不利于健康，难道还有什么花样的坐法，能使身体变得更健康吗？

的确如此，相信读过此书后你就有所了解了。

1986 年，科学家发现如果对实验动物的冠状动脉进行重复、短时间的血流阻断，会增强其心肌的耐缺氧能力，显著减轻长时间缺血后的复灌注心肌损伤，就此提出了缺血预适应（ischemic preconditioning，IPC）理论。随后在更多研究者参与下开发出了对机体无创伤的且具有临床应用价值的远程缺血预适应（remote ischemic preconditioning，RIPC）方法，并逐步开展了防治心脑血管性疾病的临床转化应用，取得了很有价值的成果。目前，国内外一般是通过使用血压带束缚上臂或大腿后，间断性充气再放气的方法，短时间阻断肢体血流后复灌注来实施 RIPC，达到对机体内部各种组织器官的远程保护的效果。

笔者自 2003 年开始，关注缺血预适应理论及其对心血管系统的作用，并在博士学习阶段进行相关研究。后来一次偶然机会，在练习打坐健身时，腿脚交叉相压产生了不适感。正是这些不适感使笔者悟出这种坐姿中可能包含能强身健体的科学因素，认识到某些被放弃的古代传统也并不都是糟粕，也可能从中发现被掩埋的精华，因此，得到意外的收获。2014 年，《医学与哲学》杂志将笔者探索打坐健身中可能包含有"远程缺血适应机制"的文章发表在"新思维与新探索"栏目下。2015 年为找到更方便有效的人体姿势进行缺血适应锻炼，笔者查阅文献发现，跪坐有更好的阻断下肢动脉血流的效果。同年在省市药理学学术年会上应邀做了题为《间断跪坐的缺血适应性保护作用》的报告。2016 年，进行了相关实验研究并撰写了论文初稿。2017 年 10 月参加了在浙江奉化举行的全国心脑血管药理学术会议暨第十一届海峡两岸心血管科学研讨会，并做了题为《间断性跪坐缺血预适应方法探索及应用》的专题报告，引起了与会同行及专家的兴趣和关注。2019 年关于间断性跪坐缺血预适应（跪坐 RIPC）建立方法的文章正式发表。

从人类身体构造上看，跪坐是大自然赋予人类一种天然可行的姿势，腿脚及关节正常的人都较容易做出来，而不似打坐姿势需要特别练习后才能做到位。当我们开始尝试跪坐后会发现，这个姿势除了使脚背及踝关节被牵拉，会产生不适甚或疼痛外，若坐的时间稍长，站起后小腿和双脚还会出现酸、麻、胀及针扎样痛好不难受。大家都说这是"腿上的血被瘀着"了。中医是强调"活血化瘀、痛则不通、通则不痛"理论的，这些传统坐法既难受又容易血瘀，怎么会有利于健康？但是"缺血预适应理论"恰巧揭示并阐明了短时间阻断动脉产生适应性保护的奥秘。这表明：血管适当的缺血的确是有益健康的！让人体组织缺血以产生机体保护作用，这看似矛盾的做法，之所以能将缺血之弊转换为保护之利，其奥妙便在于"适度"二字。可以说将诞生仅30余年的缺血预适应理论与曾经有数千年应用历史的跪坐等姿势联系起来并建立一类静态健身锻炼方法，是中国传统文化与现代医学理论相结合的成果。也可以说，缺血预适应理论阐释了自古以来打坐、跪坐等姿势能健身强体的部分科学依据。作者仔细分析后发现：中医的活血化瘀理论及实践与现代医学的缺血预适应理论从某些方面来看有相似之处，并撰写了一篇综述文章附在本书后面部分，有兴趣的朋友可以读读。

跪坐姿势通过阻断腘动脉血流，产生了与血压带环绕肢体后充气阻断上肢肱动脉或下肢股动脉血流类似的"致远端肢体组织缺血缺氧"的效果。间断性跪坐缺血预适应法具有简单、方便、易行的特点，有利于更多人参与缺血适应锻炼，可以作为目前通用的远程缺血适应仪的补充。两种方法看起来操作方法有所不同，但二者的机理一样、目标一致，都可以调动机体内在抗病机制产生保护血管等效应，也让大众意识到保护血管的重要性并积极参与缺血适应锻炼，早日达到降低我国严重心脑血管疾病的发病率及致残率的目标。

本书主要包含三大部分内容。第一章概论，对坐与跪坐相关文化及历史、缺血适应理论及应用技术等内容做了大体介绍。包括几种可阻碍肢体血流的人体姿势及坐法，及在此基础上间断性跪坐缺血适应法的建立过程，对循环系统涉及心血管系统和血液系统结构及功能进行了科普介绍。重点对缺血适应理论进行了解释，并介绍了缺血适应方法临床转化应用的历程、技术方法和应用现状。第二章各论，推荐了部分可采用各种缺血适应锻炼去解决的健康问题。本书推荐该锻炼方法保健适用范围的依据有三种情形：一是，多年来国内外公开发表的有关远程缺血适应的研究文献中证明有效的各类健康问题。二是，通过缺血适应理论推测通过远程缺血适应锻炼可能得到改善或防治的、尚未见明确文献报道或正处于临床试验中的健康问题。对本情形所属依据，作者在此声明仅代表个人观点，缺血适应锻炼是否适合不同个体的健康问题，请读者结合自己实际情况或咨询医生作出分析判断后谨慎决定。三是，应亲朋好友或同事等要求介绍此类方法，大家应用后个人特有的或一般健康问题得到改善的案例。后文提到的某位锻炼者由于血管质量问题导致多年顽固性鼻出血，采用跪坐缺血适应法得到很好控制的案例就是如此，目前尚未见类似文献报道。第三章，收录了作者部分已发表的相关研究文章。另外经常有些用该方法的朋友会反馈一些原来没有预料到的保健效果，故书中收录了部分锻炼者介绍自己应用跪坐 RIPC 方法或缺血适应仪后的体会，供读者参考。

因时间有限，成书比较仓促，加上缺血适应技术的临床转化应用正在加速进展，不时有新的优质国内外文献出现，本书对于缺血适应相关的作用与应用等研究资料收集范围及内容有限，难免有疏漏，且当作抛砖引玉之作吧。

作为第一本介绍间断性跪坐缺血适应方法的书籍，书中不免会存在各种问题，若发现表述不当甚至错误的地方，请读者不吝指正，有助于重印或再版时纠正完善。

如果读者朋友使用本书介绍的健身方法后有了自己独特的见解或建议，欢迎反馈并讨论分享。你也可以将此方法推荐给更多有需要的人。感谢大家的支持！

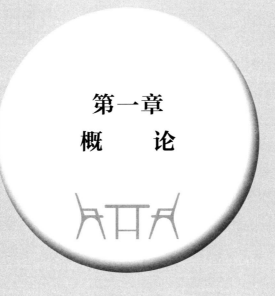

第一章

概　　论

1 当传统遇到现代医学理论

从早期的席地而坐，到后来出现各种舒适的坐具，变化的不只是人们坐的方式和舒适度，还可能有对健康的影响。

坐，不仅可以休息放松，在医学上，也是判断身体发育和是否健康的指标之一。俗话讲"二抬四翻六会坐"，孩子出生后一岁内的发育任务之一就是学会坐，也就是说婴儿6个月的时候就应该学会坐，过了这个阶段如果还不会坐，就要注意其是否有身体发育方面的问题。不少人在生病后坐的能力受损，有些是局部原因，如腰部或臀部结构功能受损；也有些是全身原因，像卧床不起就反映了患者身体虚弱到连坐的姿势都无法维持，表明病情严重。但从另一个方面来看坐与健康之间的关系，是健康专家们一再提醒的：即久坐不动会导致下肢静脉血流减慢，容易形成血栓，不利于健康。

谈到坐与健康的关系，先来看看什么是"坐"及"坐"的历史。"坐"这个字的现代汉语解释有三个含义，分别是关于人、关于物体（如房子坐北朝南）或关于事件（如某人坐江山）。关于人的坐一般是这样描述：将臀部放在椅子、凳子或其他物体上以支持身体重量的姿势。"坐"是一个象形字,《说文解字》中的解释就是两个人在土上。唐朝之前的古代中国是少有专门坐具的,也就是说没有椅子、凳子、沙发等坐的家具,休息时通常都是坐在铺着席子的地面上,也就是我们说的席地而坐。

坐在地上的双腿和双脚该怎么摆放呢?根据腿脚的摆放位置不同,席地而坐也有好几种坐法:有些人将臀部直接坐在席面上的,比如盘坐或打坐时双腿弯曲交叉放在身体前面;有些人则双腿伸直放在身体前面,但这是失礼的坐法;也有并不将臀部直接着地的席地而坐法,如两膝并列弯曲,使小腿前面和脚背着地后,将臀部压坐在双侧脚后跟上的跪坐法,即"自膝以下向后屈,而以尻(臀部)坐于足上"。其中,跪坐法占地面积小,上身挺直更庄重,所以跪坐的官方名称是"正坐",即正式的、正规的坐姿,是古代庄重礼仪场合的规定坐姿。促膝而谈这个成语就是描述两个人跪坐谈话投机的状态,彼此越来越靠近,后来两个人的膝盖都挨到一起了。具体描述跪坐姿势是:双膝并拢膝盖着地,大腿与小腿的后面相触碰,脚踝关节拉直使脚底板翻向后上,上身压坐到脚后跟上面,膝关节弯曲角度接近0°。跪坐的姿势导致从膝关节后腘窝内通行的腘动脉完全被折叠压迫,血流受阻。初学跪坐者可能感到比较痛苦,其主要表现有两个:一是脚踝关节被强迫拉伸后的疼痛;二是多坐一会或起身后小腿和脚的酸麻胀痛。因此,我国古代在采用跪坐时,有些人会将一个小巧的跪坐凳放在臀部和两个脚踝之间,以支撑上身重量,减轻脚踝疼痛感;或者在跪坐过程中,时不时稍稍上抬或左右转动一下身体以缓解或避免不适感。实际上,这样做可以增加膝关节角度,可以暂时改善腿部血液循环。现代人，如果实在受不了踝关节被拉直的感觉，可以在跪坐时将两脚放于沙发、床或椅子外面使脚下悬，便不会拉伸踝关节，仅压坐在小腿上即可，不会影响缺血适应效果。

我国古代曾以跪坐为主要坐姿。深受中国唐代文化影响的日本，当年留学生将这种坐姿学了回去，并称跪坐为正坐，举国效仿、应用在日常生活中直至今日。所以，现在在中国谈起跪坐，有些人会想到日本式坐法，并误认为这种坐法源于日本、是日本人特有的，实则不然。不过现在中国反映古代生活的影视作品若是描写唐代及之前的历史，我们会看到不少跪坐的场面。大家看看近年优秀的古代背景电视剧中精彩的剧情画面，还有博物馆珍藏的众多古代人物画作和跪坐姿势陶俑以及三星堆出土的 3 000 多年前的青铜跪坐人像，就可以了解到跪坐的发源。

汉代之前，中国人的生活中并没有座椅这类家具，上至皇帝下至平民百姓，在正式场合席地而坐时多采用跪坐式。喝茶或者就餐时，每人面前摆放一个矮矮方方的茶几，人就跪坐在茶几前，很像现在考究的分餐制做法。历史上外族反复入侵中华大地导致民族大融合，在社会上表现出饮食起居及风俗习惯的逐渐改变。从坐姿的历史演变上来看，中国人采用跪坐起源于何时已经难以考证，但有人推测，作为坐姿大约成型于殷商（约前 1600—前 1046，距今 3 000 多年）后期，而其在中国的消失过程却有比较明确的时间节点。汉朝时，中原多次受到匈奴等游牧民族（汉朝时称他们为"胡人"）的侵扰，与这些以骑射为生的民族交往也增加许多，他们的一些生活习惯和用具对汉族人逐渐产生了影响，也一定程度上加快了跪坐的消失。据说，汉灵帝刘宏（157—189）

对"胡人"的文化非常感兴趣，还喜欢上了骑马者休息时使用的小马扎，那时汉人将其称为"胡床"。这就是汉人离地而坐的开端。

魏晋（220—420）时期，达官贵人家里开始使用"胡床"，但只有贵客和地位尊贵的主人才有资格使用，并没有普及，并非人人可随意使用。

唐代（618—907）皇宫家具中已经出现椅子和凳子，但正式场合的坐姿仍然是席地跪坐。唐末以后，先是在达官贵人家出现了椅子等坐用家具。逐渐坐具正式进入中国家具行列，并自皇室扩散到民间，桌子、茶几等家具也随着椅子的出现而变高。到了宋代坐具终于被国人全面接受成为居家生活中不可少的一部分。此后，各种舒适的坐具使中国人渐渐忘记了跪坐，时至今日，跪坐已经被放弃使用 1 000 多年了。

现在的坐大多数是指将臀部放在高于地面的坐具上。人在坐椅子、凳子、沙发、床沿甚至台阶等的时候，双脚放置是低于臀部的，大腿与小腿不会互相压迫。在这种姿势下，人的体重主要由与坐具接触的臀部承担，有时椅面及椅靠背也承担一部分，如果脚着地的话，双脚也会承受部分腿的重量，整个身体会感觉舒适和放松，比跪坐舒服得多。臀部肌肉组织丰厚，坐骨下面没有大的动脉在这种坐姿下受到压迫，所以久坐不会产生明显不适。但是正因为这样，久坐不动可能会使下肢静脉血液回流过慢形成血栓，从而发生静脉血管栓塞性疾病，尤其是如果血栓再脱落进入体循环更会引起严重的肺栓塞等急症。这也是"久坐不利于健康"的主要原因。

除了跪坐之外，打坐也是一种席地而坐的传统坐姿。打坐对于当代人而言并不陌生。打坐发源于古代并延续至今，被认为是由佛教及道教人士使用的锻炼坐姿，源于印度的瑜伽术中也有跪坐和打坐的动作。打坐时，人们将两腿屈膝放在身体前面，两侧小腿和脚交叉后分别放到对侧大腿的上面，使得两条腿紧紧交叉并压在一起，看起来似大树之根盘根错节，故也称盘坐。通常情况下，双腿均盘坐时，坐姿稳定如磐石，但是需要相当的技巧才能做到。单盘即只将一只脚放到对侧大腿上方，散盘为两只脚都不放到对侧大腿上而只交叉放在地面上。后两种坐姿都没有双盘时稳当，但易于起身。打坐姿势时虽然腿脚之间交叉相压会导致有些血管受压血流受阻，但很少引起较大动脉分支血流的完全阻断，只会引起下肢部分组织缺血但是不严重，因此这个姿势可以坚持很久也不会造成下肢组织的明显缺血损伤。

言归正传，那么，怎么坐才能改进人体健康呢？并不是平常的坐椅子、坐沙发就能坐出健康，也不是完全回归古代的席地而坐法，而是科学地利用古代正确的坐姿来实现。现代流行一种说法为：久坐不利于健康。注意是强调"久坐"，且是当今普通坐姿。缺血预适应现象证明：重复且短暂阻断动脉血流后能提高机体抗缺氧能力，从多个方面促进人体健康。打坐、跪坐姿势会不同程度地阻滞下肢血流，产生一定程度的缺血预适应效果。因此，经常打坐或者巧妙利用跪坐都可以有效改善健康，达到预防或者治疗泛血管疾病、特别是心脑血管疾病的目的。我们研究开发的间断性跪坐缺血适应方法，因为简单易行、改善血管健康效果明显，而得到许多人的好评。它实际上是我国古代的跪坐法对血液的瘀滞作用与现代缺血适应理论相结合而开出的一朵可造福于人类健康的花朵，是大道至简的体现。

被抛弃了千余年的跪坐法中竟然存在健身元素！初听令人觉得不可思议，难道现今日本人均期望寿命在全世界排名第一是与其保留跪坐方式有一定关系？

在研究和推广跪坐健身方法的过程中，我能够感觉到很多无形的阻力。这种阻力主要来源于其中的"跪"字，虽然也叫正坐，但是跪坐这个词容易解释、理解和便于学习，所以我们教大家练习的时候更多会说跪坐。但是不少人听到"跪"这个字就有些思想顾虑。有些人还表示"宁愿站着死，不愿跪着生"，跪坐即使能健身也不会去学，对这种健身方式产生一种先入为主的偏见和蔑视。他们将有关人类"气节"的理解带到了对本健身方法的理解中并将二者混为一谈，让人不知说什么好，同时只能对他们暂时的不恰当理解表示遗憾。

我试图去理解这些人的想法。在当今中国，因为跪坐方法早已经不常用甚至被遗忘，与跪字相关的说法多是负面的：如下跪、磕头、跪搓板、跪键盘……你跪着，要么意味着你承认错了，得通过"跪"来表示道歉，接受惩罚；要么是表示极端地尊敬某个对象，如某个家族祖先等。但实际上，**跪**与**跪坐**是两个不同的概念，表达的意义也完全不同。**跪**是大腿和小腿之间呈 90°角，大腿和上身在一条直线上，对下肢血流基本没有影响，上面说的各种负面含义多数通过下跪来表达。而**跪坐**则是大腿和小腿紧紧贴合在一起的，夹角近乎 0°，大腿与上身垂直，是一种坐着休息的姿势而已，没有任何负面含义。我试图通过查找文献来证明这两者的区别，可是竟然找不到这方面的文章或书籍。只希望通过介绍跪坐使大家多了解一些历史生活常识，好好品味古人的坐姿。

针对这类想做又不愿别人知道的人，只要没有禁忌，大可自己悄悄在家里练习不必告知他人。

另一类无形阻力则来自经济、社会环境等因素。在把医药作为产业看待的当今社会，如果一切从经济利益出发，会导致许多医药从业者失去医者初心。那些简单有效的治病方法会因为花费少而受到患者欢迎，却会因多种原因被有意、无意弃之。对此类方法的推广，也需要从利国利民这个国家大局上来看。

目前，正是一些在求医无效、失望的患者，使用到这个方法坐坐起起就能改善健康，成为促使我不懈推广此方法的动力。他们说这么简单、有效的好方法如果只写成文章保存在档案柜里不去造福更多患者，太可惜了！

笔者接受了系统的医学教育，遗憾的是，自己作为患者和患者家属的时间远远多于当医生的时间。不过，这种独特的经历让我作为医者有更多机会站在患者的角度看待问题，比如，关于疾病的诊断和治疗孰轻孰重。临床医学往往更注重诊断，因为只有明确诊断才能有针对性地展开治疗。可是作为一个患者呢？若一个人生病了，就诊的主要目的是想获得治疗。比如，某人被诊断出某种罕见病，但目前缺乏有效疗法减轻他的痛苦，对他来讲就是无意义的。患者还是希望求得治疗，重获健康。现代医学技术伴随着高科技的发展而进步，不仅使得医护人员更有能力去救死扶伤，也使患者对医疗工作的期望值日益增高。他们难以理解：事实上，还有许多疾病处于诊断明确而治疗无解的窘境！但患者中的绝大多数医学知识欠缺，他们只是普通人，单纯地认为：我病了就想得到治疗有错吗？所以，作为医生应牢记：想方设法减轻患者痛苦是我们的终极使命。临床工作中不可忽视诊断，更不可忽视任何一种可能减轻患者痛苦的治疗方法。因为对于患者来讲，得到治疗更重要。

在更深入了解了缺血适应的机理及看到越来越多的临床应用报道后，我不禁联想到了关于中医被认为无所不能的辨证施治及技法，在有些身患顽疾的患者身上的确产生了疗效。我们比较并研究过拔罐的罐印与西医诊断学中皮肤毛细血管脆性实验产生的皮肤出血点，两者对于反映的机体状况有一定可比性，即罐印可作为毛细血管脆性的指标来看待。中医通过观察拔罐后罐印等变化调理体内"寒气湿气"的过程，同时也是改善体内血管功能的过程。历经进化的各类生物机体中应该还有许多现代医学尚未解开的生存秘密，所以中国传统医学自古以来便有"人体自有大药"的整体性认识，通过各种方法将这些"大药"调动出来，便有一些改善健康效果。缺血适应锻炼正是机体为应对短时间反复缺血，释放出的多种内在物质发挥的保护作用，而这些物质可能只是机体内"大药"的一部分。这些物质通过影响不同的细胞信号传导通路发挥作用，包括改善血管内皮细胞结构和功能，继而改善全身血管质量等。血管在体内分布最广，几乎是无处不在。血管运输的血液是组织细胞获取各种供给并运走代谢废物的基本需求，血管其实已经成为所有器官内在结构的一部分，其重要性不言而喻。当机体发生病变，一方面，可能是组织器官的功能细胞自身发生了病变，另一方面，可能是相应血管发生了病变，导致组织细胞发生营养不良或垃圾堆积中毒，或两者兼有使问题更复杂。进入老年后，血管的衰老性改变也会对机体的组织器官功能产生类似的推进作用。也许我们对组织器官功能细胞的生理性衰老无能为力，但可以通过缺血适应锻炼，延缓自身血管的衰老性损伤的时间，减轻因血管衰老造成的促进器官衰老作用，逐渐地改善血管功能，相当于改善了物质供给基础，也会逐渐调理到全身各系统功能。对一些不明原因或难治的疾病，或许采用各种缺血适应锻炼方法能产生一些有利于疾病改善的作用。跪坐打坐这些中华民族古老的席地而坐方式能够对现代人起到健康协助作用，是一种很有趣的古今穿越式联合。

参考文献

［1］叶少剑. 打坐健身机制新探［J］. 医学与哲学（B），2014，35（11）：75-77.

［2］任天星，梁红倩，白康康，等. 间断性跪坐对拔罐印迹的影响［J］. 中国民间疗法，2020，28（14）:92-93.

2 疾病预防与人体适应力

　　16世纪的瑞士医学家帕拉塞尔苏斯首次发现并指出：身体经历了不好的事件可能引起机体对随后更严重的同类事件产生"耐受"现象。他同时提出了"剂量决定毒性"这个沿用至今著名的药理学概念。他可以算是发现疾病预防的疫苗与缺血适应等理论的鼻祖了。而近代德国哲学家尼采有句名言更清楚地表达了类似的意思：那些不能杀死我们的，将使我们更强大。人们发现某些情形下人体的不适或小的疾病的确会增强身体的抵抗力，防止更严重疾病发生，从而使得人保持健康，由此也逐渐产生了预防疾病的理念和实践。

　　地球上现存的生物都是历经了数千万年的巨变后幸存下来的，都有强大的适应力和自愈能力，人类更因为拥有最优秀的大脑，才能高居于生物金字塔之巅。医药等外来力量虽然可以协助人体解决健康问题，但最终健康问题解决者还是人体自身。正如唯物辩证法中"内因"和"外因"的概念所讲：内因是事物发展的根据，是事物自身运动的源泉和动力；外因是事物发展的条件，外因通过内因而起作用。

　　生物对于外界变化有强大的适应性，这是能在复杂环境下生存的前提之一，可能已经被植入了基因中，人类也不例外。研究发现，人体具有非常精细的自身维稳或调节功能，如超重成为发达社会的流行病后，人们发现减肥很困难。肥胖是长期能量摄入超过了身体消耗，过多能量以脂肪形式储存的结果。理论上可以增加体能消耗或减少能源摄入来降低体重。如果主要通过严苛的节食来减肥，饥饿就会给机体带来能量缺乏的危机感。此时，机体会应对这种困境，避免能量过度缺乏。简单说来，机体会降低其基础代谢率，减少重要脏器对能量的需求，导致身体在休息和活动时消耗能量减少。结果可能就是他们很努力地节食减肥，可是给人的感觉是没什么效果甚至越减越胖，甚至让人怀疑他们没有真的想减肥。因为当进食过度减少后，人体虽然会启动脂肪消耗提供能量，但是出于基因中对于能量缺乏的高度警惕，对分解脂肪供能这个过程是十分吝啬的，而更主要的是启动内分泌调节等过程自动降低基础代谢率，能够在外界能量供应缺乏时通过减少身体对能量的需求而尽力维持身体重要系统的基本功能，或者说就是身体对于食物提供能量的需求量降低了。机体的这种对饥饿产生的适应性，是对于今后遇到更大饥荒时产生的预适应机制。所以，节食减肥的最大问题就是降低了基础代谢率，导致机体对能量的需求和利用减少。如此一来节食后即便只是恢复到之前正常的饮食量，就可能已经超出了机体需求，这样能量消耗少于能量摄入后，仍然会能量过剩。为了避免体重反弹，节食后通常需要维持较低的能量摄入，更不能在节食后暴食。这样一来使机体内分泌系统逐渐在新的能量摄入和消耗状态下重新适应并稳定下来。节食减重的困难在于，基础代谢率一旦降低便很难恢复，需要通过减少日常饮食量才能维持减重成果。如果想要提高基础代谢率，适当增加运动量，使肌量增加并保证良好睡眠。因此，减肥应该在适当加大运动量基础上辅以合理节食，一段时期内保证摄入能量持续低于消耗能量，促进储存的脂肪自然分解供能。我们可以看到不少斋戒者长期节食，他们的基础代谢率非常低，对食物的需求量很少，体态看似消瘦却基本健康。

既然身体有应对能量缺乏时的自稳能力，对于氧气缺乏是否也有特别的应对机制呢？答案是肯定的。

1963 年，吕国蔚教授的小鼠低氧窒息实验简单明了地证明了机体缺氧时可以迅速产生应对缺氧的机制，显著延长再次缺氧状态下的生存时间。生活在平原地区的人去高原可能会因出现严重高原反应发生危险。为什么常年生活在高原的本地居民没有高原反应？原因是，本地居民血红蛋白含量高于平原地区的人均值，也就是说他们的身体缓慢适应了低氧环境。除了低氧适应外，研究发现缺血适应也可以产生与缺氧适应类似的效果，可以作为低海拔区域的居民去高原之前预防高原反应的措施。后面会详细介绍。

再以"人类如何通过接种疫苗使机体产生适应性后，预防病原体感染"为例。

瘟疫曾经深远且广泛地影响了人类历史进程。几十年前人们还对"瘟疫"两个字闻之胆寒。古代，中国人观察到在某些瘟疫流行时，一些曾经患过病的人不会再次得此病，或者再次患病症状比较轻微，认识到过去的患病对于防止再次感染是有帮助的。

虽然那时并不知道原因，但是相信机体在前次被感染后肯定发生了变化。基于此，有些人采用了诱导机体生小病以防大病的策略。如，对于天花这种传染性极强的疾病，中国人最早发明了"种痘术"，将天花患者的分泌物少量接种到未患病的人鼻腔中，接种者在经过类似天花的轻微症状后就不会产生严重的天花感染，得以保全性命。近代西方医学家在此基础上成功研发了更安全的牛痘疫苗，并全球范围广泛接种，几十年后最终消灭了天花这种古老的瘟疫。随着现代医学的发展，疫苗开发和生产技术日臻完善。加之我国国力显著增强，国民的医疗卫生条件明显改善，孩子自一出生就会陆续接种多种疫苗以防止严重传染病。预防接种的概念在广大民众心里已经是根深蒂固，尽管大部分民众并不明白预防接种的医学原理，但是他们看到了预防接种带来的好结果。过去严重威胁儿童生存的传染病，如天花、麻疹、白喉、百日咳等传染病，也不再令人闻风丧胆，大家也都知道 1 岁之内孩子必须接种相应的疫苗。我国自 20 世纪 90 年代开始，乙肝疫苗和卡介苗则在孩子刚一出生就注射了。我国婴幼儿死亡率因此大幅度降低，绝大部分孩子不会因为身患传染病而夭折。尽管现在又出现了许多过去没有的新型传染病，比如，儿童易患的手足口病、成人多发的艾滋病等，对于这些病的疫苗开发研究和应用已经在进行并取得了一定成果。

注射疫苗为什么能够防止相应传染病产生严重后果？简单说来，预防接种是身体对于某些致病性生物的一种免疫学预适应过程。我们身体的免疫系统，其作用在于清除对人体健康有害的物质，如来自体外的病原体或体内死亡细胞及变异产生的肿瘤细胞等。通俗来说，可以把免疫系统看成一个国家的军队和警察系统，其存在的目的和意义在于防止外来侵略和内在骚乱，维持一个安全稳定的身体内环境。

免疫系统结构十分复杂，包括非特异性免疫和特异性免疫两部分。特异性免疫主要在淋巴系统内发生，淋巴系统由淋巴管、淋巴器官（如淋巴结、胸腺和脾脏）、淋巴液及多种淋巴细胞等构成。其中，淋巴结和淋巴管与静脉相通，当淋巴细胞工作时，它们既可以在血管内流动，也可以在淋巴管内流动。

当我们有意地给身体输入少量病原物质时，机体的免疫系统便启动了应对机制。非特异性免疫就开始联手特异性免疫（淋巴系统）处理这些病原物质，以它们作为靶点抗原开始训练体内的B淋巴细胞或T淋巴细胞，使淋巴细胞成为对该病原体有识别力和记忆力的战士。这些经过训练的战士们通过合成释放各种物质，即淋巴因子或抗体去破坏或者直接吞噬、消灭病原物质，并将这种能力一代代传递给新生的淋巴细胞。此后一旦同类病原体再次入侵，这些有识别力的淋巴细胞便会大量繁殖扩充力量，迅速将这些入侵者消灭，避免人体再次发病或使发病时减轻症状。预防接种不仅保护孩子健康长大，也为他们长寿提供了可能。

中国的俗话"不干不净，吃了没病""小病不断，大病不犯"如此看来有些道理。这样说并不是鼓励大家不讲卫生，而是表明经常少量接触一些环境中的微生物，就如接种了疫苗，会促使身体调动免疫系统功能，增强免疫力，如同经常开展训练可提高淋巴细胞战士们的作战能力，减少日后罹患严重传染病的可能。当今社会，罹患过敏性疾病的人与日俱增，可能与生活环境被过度消杀微生物、人们幼年时接触微生物种类过少有关，导致机体免疫系统得不到足够的锻炼机会，转而对一些本不必应对的机体内在变化过度关注，产生异常的免疫反应，即过敏反应。

广泛的疫苗接种和抗感染药物的开发应用，使得感染性疾病发病率和致死率显著下降，人类在大多数国家的平均期望寿命显著延长近一倍，更多的人有机会得享天年。而正是寿命的增加使老年人数量激增，部分国家已经出现了人口老龄化问题。这种情形下，老年性疾病中的心脑血管疾病的发病率和致死率超过了感染性疾病，与同样在老年群体中多发的恶性肿瘤一起成为了人类死亡原因的前两名。

血管健康问题已经成为影响人类寿命的短板，老年群体各类血管性疾病，特别是心或脑血管疾病的发病率连年升高。人类通过预防接种获得对多种感染性疾病的控制，为主动化解致命性疾病对健康的威胁做出了很好的榜样。在心脑血管疾病取代传染病成为人群主要死因后，如何对此类疾病采取有效的预防措施成为医学研究的热点。此处谈到的缺血预适应理论及其应用技术，就是医学家们为防治心脑血管疾病做出的类似于对抗感染性疾病疫苗的一种有效尝试，尽管其理论和方法都和疫苗有很大不同。

缺血预适应是通过有意阻断某些动脉，造成组织器官反复、短时间缺血缺氧。通常情况下，3～5 min 的短时间组织缺血不会引起严重后果，但可以诱导缺氧的组织，合成并释放多种内源性抗缺氧因子，刺激机体心血管系统产生保护性适应改变，从而改善心脏和全身血管的结构与功能。经常性实施"缺血预适应"可预防和治疗严重的心脑血管疾病。比较遗憾的是，研究表明缺血预适应的保护作用不像疫苗一样进行一次就可以持续数月或终生有效，做一次缺血预适应其效应一般仅持续数天，最多不超过 1 周。因此需要经常性或者说每天实施才会达到有效的防治心脑血管疾病效果。如此一来，缺血预适应方法是否具有便利性就成了影响人们坚持进行缺血预适应锻炼（即依从性）的重要因素。

需要特别指出，无论使用疫苗或者反复短暂缺血复灌，它们在机体内引起的"小病"与感染性或心脑血管的"大病"之间并无本质区别，二者主要是量或程度的不同，与药物效应的量效关系相似，即适当剂量药物产生治疗作用而过量就产生中毒效应，即剂量决定毒性，说明药物与毒物的主要区别就在于使用剂量。所以，实施缺血预适应时阻断动脉的时长非常重要。短时间阻断动脉后复灌注使组织器官产生小的缺血性和再灌注改变，从本质上也属于微小损伤，机体此时产生的内源性物质（腺苷、缓激肽、内啡肽、一氧化氮和前列腺素等）比较少，对机体能起到警告和提醒作用，促使机体加强对可能产生的长时程缺血的应对能力，起到"药"的防治疾病效果；但是如果缺血时间超过 10 min 再复灌，产生的内源性物质就可能因过多而变成"毒药"，因为这些内源性物质在不同浓度下产生的作用也适合用量效关系描述。高浓度时产生的真正的缺血性损伤及再灌注性损伤，超出了预适应性保护的范围，反而产生类似"大病"的症状。在进行间断性跪坐缺血预适应锻炼时，锻炼者特别需要注意缺血时长，即跪坐时长的问题。因为此种方法完全是自助式进行的，时间主要靠自己控制。许多人见过跪坐或尝试过跪坐，有人觉得有趣还互相攀比看谁能够坚持跪坐的时间更长，以为坐的时间越长越好，所以很容易走入超过 10 min 跪坐的误区。

有人以为跪坐可以想坐多久就坐多久，因而觉得多坐一会儿无所谓。为什么不行呢？几年前为了检验不同下肢姿势对腿部血流的影响，我们测试了在双腿盘坐、跪坐和下蹲几种姿势时脚趾的血氧饱和度变化情况，结果发现：跪坐时血氧饱和度降低迅速且降低程度最大；其次为下蹲姿势；而盘坐时血氧饱和度呈双向改变，即，盘坐开始时血氧饱和度也较快下降，但是降低后不到 1 min 此值又开始上升，3 min 内基本恢复正常。分析此结果得出：跪坐与下蹲时膝关节几乎呈折叠状，关节后面腘窝里的腘动脉此时也会呈折叠状且会受到大腿、小腿同时挤压，血流量会明显减少，导致脚趾供血减少，血氧饱和度降低。而盘腿坐姿势膝关节未达折叠程度，腘窝内腘动脉主干受影响较小，其分支受交叉腿部软组织的压迫，血流会减少但不会断流，不会严重影响小腿和脚的供血。许多人有过下蹲时间稍长后起身腿、脚疼痛麻木的体验，事实上这就是缺血损伤叠加复灌注性损伤在腿、脚感觉神经出现的表现。跪坐超过 10 min 后起立会有一样的感觉，所以损伤程度已经超出了产生缺血预适应效果的需求，不仅没必要反而有害。有报道某人酒醉后从沙发上跌下时一条腿曲折着维持了几个小时，次日此条小腿因严重缺血出现了挤压伤症状。

所以，跪坐进行缺血预适应与单纯的跪坐是有区别的。实施跪坐预适应时，建议坐 5 min 然后起坐 5 min，重复 2～4 次即可，确保机体因适应这种变故而产生"小病"但不会产生明显不适。这种方式也被称为间断性跪坐。既然目前已经发现了长于 10 min 的连续跪坐对机体有一定损伤，因此读者今后将跪坐仅作为一种坐的方式时，比如到了日本需要入乡随俗在某些场合采取跪坐，也建议大家坐几分钟就利用与人交流的机会侧动一下身体，使腘动脉的血液有机会流通一下，尽量减轻缺血性损伤和再灌注性损伤。事实上，古代中国人和现代日本人也许早就发现了跪坐过久的危害，一般会将某个物品，比如很矮小的跪坐凳置于臀下与双足之间，以增加膝关节角度，或定时稍抬臀部，以减轻对腘动脉的压闭作用，让血液时不时有机会流动。在宋代，因为有了更舒适的坐具后彻底放弃了跪坐，而当今日本的跪坐方式也主要由老年人群体及某些仪式，如茶道等在坚守着，青年人用得越来越少了。这种对传统的彻底放弃看来也是一种遗憾，只有意识到跪坐的健康价值并加以科学利用，才能做到真正的取其精华去其糟粕。

参考文献

［1］ Palmer BF, Clegg DJ. Strategies to Counter Weight Loss-Induced Reductions in Metabolic Rate[J]. Curr Sports Med Rep. 2019;18(7):258-265.

［2］ 吕国蔚. 科学研究中的传统与创新 [J]. 生理科学进展，2013，44（06）:475-478.

［3］ 马小明，樊蓉芸. 高原低氧环境对人体适应性的影响探析 [J]. 成都体育学院学报，2015，41（03）:94-97.

［4］ Sell S. How vaccines work: immune effector mechanisms and designer vaccines[J]. Expert Rev Vaccines. 2019;18(10):993-1015.

［5］ Tsuji T, Inoue S, Yamagiwa T, et al. A case of crush syndrome induced by the kneeling seiza position[J]. Tokai J Exp Clin Med. 2014;39(4):166-168.

3 循环系统结构及功能简介

人类的生命活动离不开氧气，而空气中就含有 21% 的氧气，完全可以满足人类所需。你可以试下憋住不吸气，可以肯定的是大部分人超不过 2 min，而不经过训练连续憋气 5 min 就会有生命危险。我们通过吸气动作把空气经呼吸道带进肺部，其中的氧气在肺泡中经弥散交换进入肺泡壁毛细血管的血液中，血液携带着氧通过血管运送到身体各个部位，在器官中的毛细血管弥散进入组织细胞发挥作用。因此，空气中的氧到达组织被利用需要呼吸系统和循环系统的密切配合。

循环系统由心血管系统（心脏和血管围成的密闭腔道系统）和血液系统（血液及其所含各种成分）共同组成，承担了身体的物资供应、废物排出及回收再利用等多个职能，其重要性是可想而知的。心和血管构成的密闭腔体相当于运输大队，血液是被心血管运输的物质。心脏的功能说起来很简单，与水泵相似，把水（血液）抽进来再泵出去，为血液在血管内不停循环流动提供动力。不过，相比那些笨重的铁疙瘩抽水泵，我们的心脏就灵巧多了。正常人的心脏一般相当于每个人自己一只握紧的拳头那么大，看似小巧，却是左右并在一起相对独立工作的两个泵，即左心和右心；工作起来也不需要外接电源，自己发电自我驱动，有非常好的自律性。每一次心跳就是心脏两个泵同时各泵一次血。心室收缩时，将血液泵入动脉血管产生收缩压推动血液流动；舒张时，将静脉里的血回抽到心脏的心房，通过房室瓣再进入心室，如此周而复始规律跳动直至生命尽头。左心室要比右心室稍大，会向左下侧突出形成心尖，它的工作是回抽肺部充好了氧气的血液然后泵向主动脉分布到全身（体循环），以供应各种器官组织氧气；而右心室这个泵则回收全身已经被用去了大部分氧气的静脉血，再将其泵入肺部以排出二氧化碳并重新充氧（肺循环）。

除了在肺部进行气体交换之外，循环的血液同时还在胃肠道吸收营养物质并向身体各部位供应，并且同时将组织器官的代谢废物收集到血液后通过肝肾等排泄器官排出体外。一旦心脏停止工作，意味着血液不再流动，身体各器官得不到人体所需的氧气和营养物质，代谢废物也排泄不出去只得积累在体内，导致整个身体器官功能衰竭。如不能及时恢复血液循环，则很快会导致生命的终止。这也是为何长期以来我们往往以心跳是否存在来作为判断个体是否还有生命迹象的原因。现代医学技术下可以绕开病变心脏通过人工泵方法维持血液循环。

血管是由血管平滑肌等构成的中空管道结构，血管壁通常分为内膜、中膜和外膜三层。内膜由血管内皮细胞组成，它们像地板砖一样整整齐齐排列在基底膜上面，细胞之间有不同类型的连接结构，还存在一定的缝隙，允许某些物质穿过。中层平滑肌细胞以环状或螺旋状一层层围着管腔在内膜外规律排列。既然属于一种肌组织，表明它们也具有收缩和舒张的功能。当平滑肌细胞收缩时，血管管腔会变细小；舒张时，管腔变粗大。管腔粗细的变化会导致血管腔总容积的显著改变，继而引起血压的相应变化。动脉承受的压力大，平滑肌层数多，管壁比较厚，收缩及舒张的能力比较强，对血压的影响相对较大；而静脉血管压力低，平滑肌层数少，管壁薄，对血压影响相对较小。平滑肌细胞上有多种受体存在，不同受体的功能状态对血管的收缩或舒张起到影响作用，如当血管紧张素受体激动导致小动脉血管明显收缩时，血管管腔总容积会明显降低，引起血压升高。

正常血液循环，需要心脏泵血、血管完整通畅及液态的血液这三个条件缺一不可。血液从主动脉流出心脏经各级分支动脉进入组织器官，在毛细血管中进行物质交换后，通过静脉再流回心脏，如此循环不息、流动不止。

自从 1616 年英国医生哈维发现血液循环的奥秘，人们把血液不断流动看成理所当然和天经地义的事情，一旦发生血流阻断将大事不妙！特别是动脉血管属于供血管道，如果管道出现阻塞，比如机体出现动脉粥样硬化，斑块破裂形成血栓，或者是别处产生的血栓脱落后堵塞了某根动脉，就会导致此处血流不畅甚至断流，使得该动脉供应的器官缺血产生严重后果。的确如此，老百姓熟知的心梗和脑梗等疾病发生就与心或脑血管阻塞导致心肌缺血性坏死和脑组织缺血性坏死有关。

正常人的心跳频率为每分钟 60～100 次，低于 60 次会导致血流缓慢，称为心动过缓；高于 100 次会使舒张期过短，心脏回抽血液不足，进而收缩时泵血量不足也会导致组织供血减少，被称为心动过速，两种情况均属于心律失常的表现。

血液必须是液态才可以在血管中流动。血液是充盈在心腔和血管中的一种红色黏稠液体，由无形成分血浆和各种有形的血细胞组成。其中，血浆中含水量达90%，另含8%左右蛋白质和2%其他物质，主要是各种电解质和有机化合物，生病时用的药物也会进到血液溶在血浆中，借助血液循环运输到病变部位产生作用。而血细胞包括红细胞、白细胞和血小板三大类，血液的红色源自红细胞中的血红蛋白。动脉血中的血红蛋白携带氧后呈鲜红色，经过毛细血管气体交换释放氧后，血液含氧量下降红色减退，所以静脉血液呈现暗红色。血细胞的寿命长短不一，如红细胞平均寿命为120天，白细胞和血小板为10天左右。人的一生中，血细胞会不断产生并不断死亡，处于动态平衡中，数量维持在一定正常范围内。因此体内造血器官会终身工作，红细胞、粒性白细胞及血小板由骨骼中间的红骨髓产生，淋巴细胞则由淋巴结和脾脏产生。

血液的功能包含血细胞功能和血浆功能两部分，有运输、调节人体温度、防御、调节人体渗透压和酸碱平衡等主要功能。红细胞主要功能是运输氧气；白细胞的主要功能是攻击并消灭病原体，参与炎症过程和免疫反应；血小板主要发挥止血功能；血浆功能主要为营养，协助运输脂类糖类蛋白质等营养物质以及外来物质如药物，具有缓冲功能维持血液正常酸碱度、正常渗透压，参与免疫防御调节，参与机体凝血和抗凝血功能。

对于心血管疾病来说，血液不正常凝固形成的血栓性疾病占了相当比例，所以维持血液的液态可以采用抗凝血药、抗血小板药或溶栓药。血管内壁结构的异常为血栓形成提供了方便，因此保护血管的健康在减少血栓形成概率方面也非常重要。

4 血管健康与寿命

　　1949 年之前，我国人均预期寿命与世界上其他国家相似，为 35 岁左右。环境卫生及医疗条件差导致的传染病流行，生产力低下导致食物供应不足而广泛存在的营养不良，这也是人类难以活到寿终正寝的客观原因。近几十年来，飞速的科技进步使得人类生活条件日益改善。随着生活水平提高和医疗卫生条件的普遍提高，全球人均预期寿命逐年延长，目前已经超过了 78 岁。随之而来的，影响国人寿命的疾病谱也相应有了很大变化，在大多数传染性疾病可控之后，恶性肿瘤和心脑血管疾病成为主要致死原因。血管老化会导致心脏缺血或脑卒中，从某个角度看血管健康似乎成为整体健康的短板。所以，现在大家都开始关注血管健康，如果这个短板被补好，就有希望使人均期望寿命再上一个新台阶。

　　其实血管健康不仅对老年人很重要，近年来，由于不重视血管健康，许多中年人甚至青年人也发生了严重的心脑血管疾病，不少中青年人的猝死发生与心脑血管突发性意外有关。

　　但说起血管健康，不少人感到迷惑。我怎么知道自己的血管是否健康呢？怎样做才能维护血管健康呢？

我们来一起回顾一下血管的结构与功能。

血管，顾名思义是运输血液的管道结构，具有类似水管的功能。血管壁的结构自内向外主要由血管内皮细胞、基底膜、血管平滑肌、外膜等构成。根据功能及走向不同将其分为动脉和静脉血管。动脉是血液从心脏流出的通道，承受心室收缩产生的强大血流压力，平滑肌层数多（比喻成砖多墙厚），故血管壁相对厚且结实。在行走的过程中动脉逐渐分支变细进入各种组织器官供应血液，相当于从水厂出来的自来水管道，通过逐渐变细的分支水管将水从水厂运往各处的水用户。静脉是血液回流入心脏的通道，其作用是将所有用户用过或处理过的血液回收再次送往心脏。也可以将血管系统比作一个国家的交通系统：各级血管分别相当于国道、省道、城市或乡村干道、城市和乡村道路等。无论是道路或是水管，都有专业的维护机构定期进行维修、养护以保通畅。但是不同的是，血管往往是出了问题才会有被维修的机会。

水管一旦铺设完成，其直径容量就不会轻易改变，但血管不同，其直径或粗细是可能随时变化的。血管壁的平滑肌细胞收缩或舒张，就会使得血管内径缩小或扩大，进而导致血管容量改变，对血压及心脏产生影响。血管直径的变化受到神经调节、体液调节和自身调节等影响。相对而言，对血压影响大的主要是动脉血管，而血压高的时候也主要损伤的是动脉血管，所以心脑血管等疾病主要与动脉血管病变有关。

由于动脉承受着心脏收缩射血时血流冲击血管壁产生的压力，动脉血压远远高于静脉。事实上，我们通常所说的血压就是指在上臂测得的动脉压力。动脉离心脏越近血压越高，意味着血管壁受到的血流冲击力越大。当压力过高的血流冲击血管壁时，首当其冲受到影响的是血管内皮细胞。冠状动脉是起源于主动脉根部的供应心脏血液的血管，离心脏最近，因此其血管内皮承受的冲击力也最大。

过去，人类对于细胞内皮细胞的功能认识有限，曾认为其不过是一层血管的"内衬"而已。20世纪80年代美国药理学家实验发现，血管内皮释放舒张平滑肌的物质后，大家认识到其功能远非内衬作用这么简单。血管内皮细胞是位于血管壁最里面的单层扁平细胞，分布于全身所有的动脉、静脉、毛细血管以及淋巴管的内壁，如果将血管展开测量内皮细胞的总面积，一个成人可达400平方米之多。近几十年的研究发现它其实是一个非常重要的生物膜性屏障，对维护血管健康和稳态具有不可替代的作用，远不止血管内衬那么简单。已经明确的血管内皮细胞功能具有多种内分泌及旁分泌功能，参与维持和调节血管张力、血管修复和新生、止血和抗血栓形成等反应。扁平的内皮细胞一面覆盖在血管基底膜上，另一面直接接触血液，容易在机体内外的不良刺激下受到损伤，造成内皮细胞功能失调，出现内皮细胞代谢异常、内皮依赖性血管活动调节障碍、炎症反应、血管通透性增高、白细胞黏附增加等异常，甚至发生结构改变，产生内皮-间质转化、加速内皮细胞衰老，并引发相应的临床症状和体征。常见的不良刺激包括：高血压、高血糖、高血脂、感染性疾病、化学物质或药物、温度异常等生物性或理化性因素。现在已经知道，血管内皮细胞可以合成并分泌许多功能性物质，包括血管活性物质，如收缩血管的内皮素，舒张血管的一氧化氮、前列环素等，参与炎症反应、凝血和抗凝血反应等多种功能性活动。因此内皮细胞受伤后，既影响到对血管的保护作用，也影响到血管和血液的正常功能，还是血管产生动脉粥样病变的第一步。

心脑血管疾病大多数是相应供血动脉产生了动脉粥样硬化病变。那么动脉怎么会形成粥样硬化的呢？

动脉粥样硬化形成的机制有多种学说，比较被认可的如，损伤应答学说和脂质渗入学说，而这两种学说都离不开血管内皮细胞受损这个基本病变。作为结构上的血管内衬，扁平状的血管内皮细胞薄薄地覆盖在血管壁内面，内皮细胞之间存在着多种方式的连接，在血管扩张或收缩时内皮细胞边界随之发生改变，每个内皮细胞覆盖的面积也相应改变。无数的互相连接的内皮细胞形成一层膜状结构，即血管内膜，直接与血液接触。所以这张肉眼看起来完整的内膜，事实上有无数的细胞连接还有一些微小缝隙存在。不断流动的血液会对血管内皮细胞造成冲刷，如果冲刷力度太大，就可能使内皮细胞受伤。内皮细胞受损后会产生修复性反应，合成并释放出多种物质，如内皮生长因子及一些炎症因子；血液中的脂质会通过变宽的内皮间隙渗入内膜里面，炎症细胞被炎症因子吸引也进入内膜下，吞噬侵入的脂质形成泡沫样细胞；这些反应进一步把位于中膜的平滑肌细胞吸引过来并且增殖、释放细胞外基质，与脂质泡沫细胞等一起形成显微镜下观察到的粥样斑块。

大家体检时都知道"三高"（高血糖、高血压、高血脂）不好，却不一定知道为什么不好。简单说来，"三高"可能对血管内皮有不良影响，容易产生动脉粥样硬化及其他小血管病变，这也是导致心脑血管疾病的主要因素。

那么，高血压对血管有哪些伤害呢？适当范围的血压有利于将血液灌注到全身的组织器官，特别是大脑，由于人是直立动物头部位置高于心脏，只有较高灌注压力才能将血液泵进脑组织内。另外，毛细血管网非常纤细，至少 80 mmHg 的血液压力才能将血液推进毛细血管内以保证组织的物质交换，所以小老鼠虽然个头只有几厘米，收缩压也有 100 mmHg。高血压病，指的是体循环动脉压高于正常水平，虽然会增加组织血管的灌注压，但也使得血流压力加大，对血管壁冲击力也会加大，权衡利弊是得不偿失。特别是血管分支处或拐弯处，血流对内皮的冲击具有相当损伤力。内皮受伤为脂质进入内皮下提供了方便，如果同时血脂增高，高血压、高血脂就会合力，加速动脉粥样硬化斑块形成的过程。

再来看看高血糖的影响。血液中的无形成分为血浆。血浆中含有多种成分，主要为各种蛋白质、氨基酸、糖、电解质及机体代谢产物等，它们使血浆具有合适的渗透压，包括以大分子物质，如蛋白质等构成的胶体渗透压，和以各种小分子物质形成的晶体渗透压。大家知道糖可以像盐一样腌制食物。吃过皱皱巴巴的蜜饯类食物，就能理解过高的血糖浓度提高了血浆的晶体渗透压，可能使直接接触血浆的血管内皮细胞不同程度的脱水皱缩，细胞间隙变大，有利于血脂入侵的道理了。此时内皮细胞的分泌功能也会受到影响。高血糖还可以产生其他作用，如，使血红蛋白及其他机体大分子物质发生糖基化反应等。如果高血脂遇上了高血糖或高血压，甚至三高并存，就更容易发生动脉病变了。

　　人类进入老年时期，许多脏器的生理功能会因衰老逐渐下降，血管同样有老化现象，这是自然规律。为什么说血管的衰老会成为众多衰老的组织器官中的短板，这与血管的重要作用有关。因为血管具有为全身组织提供给养和回收代谢废物的功能，如果某器官的血管，特别是动脉出现问题，器官功能自然也会受到影响，轻则功能减退，重则缺血性坏死。血管分布于全身，容易接触到来自身体内外的各类不良刺激，如果血管得不到适当保护，其衰老过程会大大快于其他组织。特别是三高会明显加快血管的老化过程，这样就可能出现，某脏器自身组织细胞结构功能尚正常的情况下，因为动脉供血障碍出现缺血甚至坏死等疾病表现。

　　大脑和心脏是人体非常重要的器官，都具有各自特定的供血血管网。两个脏器的动脉血管拐弯抹角，加上离左心室近，动脉灌注压比较高，很容易在血流冲击下损伤内皮细胞，早早形成粥样硬化病变。在形成严重狭窄或血栓之前，如果心脏或大脑自身的功能细胞没有病变，只要供血量能够维持这些细胞的基本需求，患者往往没有明显的症状或体征，难以引起警惕。但是一旦发展到动脉严重阻塞或破裂，则可能立即出现脑卒中或心肌梗死等急重症表现，严重者可能发生猝死。血管缓慢的衰老与阿尔茨海默病、血管性痴呆症均有一定关系。年过50岁后体检，部分人的脑CT报告可能出现腔隙性脑梗的字样，但体检者可能并没有明显不适。这表明部分人的脑循环系统末梢供血动脉在50岁左右已经开始出现老化、闭塞现象。发现这种情况需要提高警惕及时防护。

　　在越来越多的心脑血管致命疾病的事实面前，更多的人感到了维护自身血管健康的重要性，但是对于怎样维护感到困惑。各种偏方秘术在保护血管的幌子下大行其道。其实，不发生三高或将已形成的三高通过治疗控制在正常范围内就是很有效的保护措施。缺血适应方法在此基础上保护血管内皮细胞、控制血管衰老性慢性炎症反应、抑制甚至逆转动脉粥样硬化改变，是维护血管健康的得力助手。对于不适宜大运动量的老年人或特殊群体，每天实施一至两次缺血适应锻炼是十分合适的血管保护措施，有助于补齐老年群体的长寿短板。

参考文献

［1］Wen SW, Wong CHY. Aging- and vascular-related pathologies[J]. Microcirculation. 2019;26(2):e12463.

［2］Kliche K, Jeggle P, Pavenstädt H, et al. Role of cellular mechanics in the function and life span of vascular endothelium[J]. Pflugers Arch. 2011;462(2):209-17.

［3］Nam U, Lee S, Jeon JS. Generation of a 3D Outer Blood-Retinal Barrier with Advanced Choriocapillaris and Its Application in Diabetic Retinopathy in a Microphysiological System[J]. ACS Biomater Sci Eng. 2023;9(8):4929-4939.

［4］Ungvari Z, Tarantini S, Sorond F, et al. Mechanisms of Vascular Aging, A Geroscience Perspective: JACC Focus Seminar[J]. J Am Coll Cardiol. 2020;75(8):931-941.

［5］Du X, Yang J, Liu C, et al. Hypoxia-Inducible Factor 1α and 2α Have Beneficial Effects in Remote Ischemic Preconditioning Against Stroke by Modulating Inflammatory Responses in Aged Rats[J]. Front Aging Neurosci. 2020;12:54.

［6］Cortes-Canteli M, Iadecola C. Alzheimer's Disease and Vascular Aging: JACC Focus Seminar[J]. J Am Coll Cardiol. 2020;75(8):942-951.

5 泛血管疾病

　　随着生活水平提高，人们大多呈现富营养化状态，人类心脑血管疾病有明显的年轻化趋势。不少中青年人的猝死与心脑血管意外有关，不少高龄老人的死因也是心血管、脑血管疾病或者相关的并发症。心血管病或脑血管病的基础都是血管病变，那么，这些不同器官血管病变之间是否有关系呢？答案是有的，毕竟全身血管结构功能相似且是联通在一起的。我们有必要从整体角度来看血管问题。

　　机体内绝大部分组织器官都有自己的专属地盘或所在部位，与其他器官之间属于邻里关系，如心脏位于胸腔纵隔内、肝脏位于膈肌下腹腔内、皮肤分布于体表等，唯一的例外就是血管组织。血管组织以运输血液为职责，全身分布，与所有组织为邻或者说成为所有器官结构的一部分，甚至肿瘤。

　　由于血管的这种分布特点，成为各种器官不可分割的一部分，相应血管也有各自的名称，诸如心血管、脑血管、肝血管、肠血管、肾血管、肺血管、肌肉血管等。临床工作中，在内外儿等大科里面又以功能系统为单位进行了细化分类，不同部位的血管相关性疾病分别被称为心血管疾病、脑血管疾病、肝血管疾病、肾血管疾病、内分泌相关血管疾病等，分属不同的科室治疗。

因此，一个患者如果心血管和脑血管均有问题，可能需要分别到心血管内科、神经内科挂号就诊；如果同时有下肢血管问题还需要挂血管外科的号去外科就诊。都是血管问题却不得不看多个科室的医生并得到几种不同的诊疗建议。尽管不同器官的血管因为受到相应器官影响会发生局部调节和改变，但是这种"各自为政"的治疗现象颇具有"头痛医头，脚痛医脚"的局限性。

泛血管疾病是指具有共同血管病理学特征的，在血管病变基础上引起机体各器官伤害的系统性血管疾病，或者说是各种"某某血管性疾病"的综合性称呼。此概念于 2002 年被提出，核心观念是提倡将所有血管及血管相关疾病作为一个完整系统来看待。通俗地说，"全身血管是一家"。因此如果以泛血管性疾病的观念从整体上进行诊疗将对患者更有利。

泛血管疾病的标志性特征之一是内皮细胞结构和（或）功能障碍。许多疾病，如高血压、糖尿病、动脉粥样硬化、多种感染性疾病等都存在类似的血管内皮功能失调的临床表现，因此可归于泛血管疾病的范畴。比如，某病毒感染，由于该病毒的受体即血管紧张素转化酶 2 主要存在于各器官的血管组织上，感染后可能导致血管内皮系统功能崩溃，出现毛细血管通透性增高、组织渗出增加等炎性表现。感染后，患者 X 线检查可见的大白肺，就是由于肺泡壁毛细血管内皮细胞受损后功能崩溃，管壁通透性增高渗出增加导致广泛的肺泡积液。所以该类感染本质上也可被看作泛血管疾病的一种。

在衰老性血管改变中，慢性无菌性炎症反应起到了重要作用。这类血管炎症是全身性的，因此血管衰老也应属于泛血管疾病。各种内源性致炎因素使血管内皮细胞受损后，血管会产生修复性反应，合成并释放多种物质，如内皮生长因子、炎症因子等；这些炎症反应是老年性血管广泛硬化的基础。如果血液中的脂质通过内皮细胞之间增宽的间隙渗入内膜里面，炎症细胞如单核细胞被炎症因子吸引也进入内膜，吞噬侵入的脂质形成泡沫样细胞；这些反应进一步把位于中膜的平滑肌细胞吸引过来并且增殖释放细胞外基质，与脂质泡沫细胞等一起形成显微镜下观察到的混乱的粥样斑块。因此，动脉粥样硬化的形成被认为是一种血管慢性炎症反应过程。有时粥样斑块的顶部会有一顶"纤维帽"，如果"纤维帽"不稳定，在血流冲击下就可能破裂或脱落，暴露出的粥样斑块的粗糙面并迅速引起血小板聚集活化形成白色血栓头，阻碍血流减慢流速，随后血液在此凝固形成大的血栓，导致冠状动脉或脑动脉的急性阻塞。如果被阻塞的血管所供应的心肌或脑组织没有足够的侧支循环来补充血液，那么就会产生急性心肌梗死、脑梗死甚至猝死。

有了泛血管疾病的概念性指导，我们会产生更严谨的维护血管健康的意识。心或脑血管有疾病的患者可能意味着其他部位的血管也同时存在病变，因为全身血管是联通的，有些影响血管的因素会随着血液流动到各处，造成广泛血管损伤，而高血脂、高血糖就是这样的因素，吸烟时通过肺部吸收入血的尼古丁也会损伤全身血管内皮细胞。了解了上述内容，人们会更加主动避免发生三高，防止血管病理性改变及减轻生理性老化过程，可以选择不吸烟或戒烟；饮食方面，人体摄入能量不要超过身体所需，过多的油脂、过重的口味和体重超标会增加患病危险；保持适度身体活动量，家务劳动、体力工作或体育锻炼能够增加能量消耗，避免多余能量转变成脂肪形成肥胖及血脂增高；家庭常备血压计、体重秤等健康检测用品，成年之后每年至少测一次血压、血糖，定期进行规范体检，及时发现健康隐患。另外，就是推荐大家规律进行缺血适应锻炼，维护血管安全。坚持缺血适应锻炼不但可以保护血管内皮细胞，避免形成或及时清除动脉硬化及粥样硬化斑块，增加组织及脏器侧支血管数量，提高整体抗缺氧能力，还可以减慢血管老化速度。文献报道过运动缺氧对于泛血管疾病有影响，但是目前较少见到关于缺血适应与泛血管疾病治疗的报道。从原理上来讲，缺血适应的主要效应就是保护全身血管，改善相关疾病，所以作者认为坚持规律使用缺血适应仪锻炼，或将每天的 25 min 间断性跪坐养成习惯就可能达到血管保护的目的。

如果注重保护血管健康，不但可以降低泛血管疾病发生可能性，那些心血管或脑血管疾病也不会早早找上门来，大家就可以健康地享受自己的老年生活。

参考文献

[1] 胡亦清，赵永超，李鹏，等. 缺氧与泛血管疾病:探讨血管平滑肌细胞的缺氧诱导因子在泛血管病变中的作用[J]. Science Bulletin, 2023, 68(17):1954-1974.

[2] Chan AW. Expanding roles of the cardiovascular specialists in panvascular disease prevention and treatment[J]. Can J Cardiol. 2004;20(5): 535-44.

[3] Musiałek P, Montauk L, Saugnet A, et al. The cardio-vascular future

of panvascular medicine: the basics[J]. Kardiol Pol. 2019;77(10):899-901.

[4] Xu X, Xu XD, Liang Y, et al. Research trends and hotspots of exercise therapy in Panvascular disease: A bibliometric analysis[J]. Medicine (Baltimore). 2023;102(45):e35879.

[5] 崔京，李逸雯，罗斌玉，等. 糖尿病泛血管病变:理念、现状与挑战[J]. 中国循证医学杂志，2023，23（02）:133-138.

缺血预适应与远程缺血预适应

缺血预适应（IPC）的理论在 1986 年被美国科学家提出。实际上，此前中国生理学家吕国蔚等人于 1963 年就发现并研究了低氧预适应的惊人效果。他们由实验观察得出：实验小鼠于密闭瓶中缺氧窒息时，记录小鼠从密闭瓶口到开始出现窒息需要的时间；然后，打开瓶盖放进空气让小鼠恢复活力。在数小时内重复此过程几次后，小鼠在密闭瓶中同样氧气量环境下生存时间会逐渐延长，末一次的时间竟然比第一次延长了数倍。但是这种比较极端的低氧预适应方法很难应用于临床。

临床上，如果因冠状动脉栓塞产生急性心肌梗死，患者很有可能马上通过介入手术植入冠状动脉支架，使被堵塞血管被疏通，使缺血心肌恢复血流灌注。一般人可能认为，迅速介入治疗，心肌功能就会迅速恢复了，可事实并非这么简单。当机体组织严重缺血一段时间后，恢复其血流供应在改善其功能的同时，也可能因为充足氧气的进入缺血区域引起剧烈的超氧化反应，从而进一步加重缺血组织的损伤，称为缺血再灌注性损伤。1986 年莫里等人发现：如果预先对动物心脏某冠状动脉分支进行短时间、多次重复的缺血再灌注后，会大大降低该部位严重缺血后复灌注带来的心肌损伤程度，他们将此现象称为缺血预适应现象。后来发现如果对心肌组织进行缺血预适应处理后，心脏其他部位的心肌或其他器官，如肾脏等也能同时产生保护作用，被称为远程缺血预适应（RIPC）现象。这表明：局部某组织的重复、短期缺血，实际上引发了全身性的保护效应。研究认为缺血预适应与低氧预适应的机制相似，对机体保护效果也比较一致，即使缺血时除了缺氧还同时缺乏血液中的其他营养成分，但是缺血适应效果的产生主要与缺氧有关。

　　无论缺血预适应还是远程缺血预适应，都是以反复、短暂阻断动脉血流后让组织缺血产生预适应保护的机制，但是除了手术过程中可以暴露并分离动脉血管加以阻断－复灌外，非手术情况下怎么样能够达到阻断血管的目的呢？当发现了远程缺血预适应现象后，人们意识到肢体的血循环是整个体循环的一部分，能否通过阻断肢体动脉来实施远程缺血预适应呢？研究发现是可行的。因为四肢是很容易被环绕加压阻断动脉血流的，这使得 IPC 临床转化应用成为可能，最终在此基础上建立了肢体远程缺血预适应方法。如此缺血预适应的转化医学历程从开始的有创性心脏冠脉实验到无创性肢体远程缺血适应（RIC）应用。在动物试验中，通常采用环形加压束缚动物肢体以短时程、间断性阻断动脉血流的方法进行远程缺血预适应，并观察到了这种方法对心脏、脑、肾脏、肝脏等重要内脏器官的预适应性保护作用；与此相似，临床上常采用反复、短暂阻断人的上臂或大腿动脉血流实施无创性RIPC，用于多种心血管手术前的预处理。这样不仅可以减轻缺血再灌注性损伤，还可以抑制手术后的炎症反应，加速患者术后的恢复，改善预后。

早期实施肢体 RIPC 的方法是通过水银血压表带，间断性充气加压到 200 mmHg，以阻断上臂或大腿动脉血流 5 min 后，放气复灌 5 min，如此反复 2~4 次，总时间为每次 30~45 min。现在市场上已经有设置好自动充气和放气时间的、经程序控制的专门供缺血预适应使用的远程缺血适应仪售卖。根据仪器规格在使用时可以做单侧肢体，也可双侧肢体同时做，或者上下肢各一同时进行 RIPC。

缺血预适应和远程缺血预适应均属于全身性反应。当某组织的动脉被阻断后，该动脉供血范围内的血液基本停止了流动，对于局部血循环和组织供血造成了非常不利的影响，使得此部位的血管、血液和缺血组织产生了应急性反应，合成释放一些应对这种异常状况的物质，以试图保护因缺血而导致的损伤。短时间的缺血既能引起相关保护性物质的释放，也不会产生严重缺血的后果。当开始复灌注时，血液中积聚的保护性物质随血液循环分布到全身，同时氧气刺激缺血组织产生轻微的氧化应激反应，与缺血产生的物质共同作为内源性保护因子参与预适应效应的全过程。有学者认为：神经系统，特别是自主神经系统也参与了预适应的全身远程传递过程。几十年来的研究发现，缺血预适应的产生与机体一系列内在保护性机制被激活有关，涉及内源性阿片系统、抗凝血系统、抗氧化体系、自体活性物质体系、神经系统、血管内皮功能等，促其产生适量的腺苷、前列腺素、缓激肽、一氧化氮、内啡肽等内源性物质。请注意：这些类型众多的体内活性物质往往在低浓度时，对机体具有生理性功能或预适应效果；而浓度明显升高时就可能具有产生炎症等病理生理学意义，类似于药理学中的药物剂量效应关系，过大剂量也会产生毒副作用。

因此，缺血和再灌注的持续时间对预适应效果会有明显影响：过短会导致刺激强度不足，产生内源性物质太少，无法产生预适应效果；过长则会适得其反，导致机体真的产生缺血损伤及再灌注损伤，达不到预适应的保护性目的，因而适度最为重要。科学家研究分析了从缺血 10 min 内不同时长缺血后复灌注相应时间产生的预适应效应，发现缺血及复灌注持续时间在 2～5 min 就能产生相对满意的效果，所以一般推荐 5 min 缺血和 5 min 复灌，并重复 2～4 次作为缺血预适应的模式。缺血预适应机制十分复杂，至今尚在研究之中。除了上述的体液性因素参与了预适应效应产生之外，还有研究发现，神经系统以及神经体液因素也可能参与了缺血预适应的机制。

局部或远程缺血预适应均可产生即时性和延迟性两个阶段的保护作用，前者持续约 3 h，后者在 12 h 后再出现并维持 3 天。如果每天实施则意味着机体的血管系统将持续处于缺血预适应的保护作用中，这对于防治血管性疾病及相应器官的缺血性损伤具有明显的价值。

缺血预适应保护作用的主要表现：一方面在血管壁结构和血液成分产生适应性变化，特别是对血管内皮细胞的功能和结构保护作用非常突出；另一方面，对于器官组织的保护作用主要与提高其耐缺氧能力以维护缺氧情况下组织的功能和结构正常有关。此外，还有一定的抗炎效应：即通过促进体内抗炎性因子产生和减少促炎性炎症因子释放的作用。因其对毛细血管的直接保护作用，降低了毛细血管通透性，减轻炎性渗出。对于急性、慢性炎症，感染性和非感染性炎症均有一定效果。

远程缺血适应的应用范围随着时间推移还在进一步扩大，间断性阻断肢体动脉的无创性 RIPC 方法，每天实施不仅可以表现出对可能缺血器官，比如常见的心脏缺血和脑缺血的预保护作用，而且对于已经发展形成的心、脑、血管等系统疾病还表现出良好的治疗作用，国内外临床上常用于辅助治疗高血压、动脉粥样硬化及其相关疾病、脑卒中后遗症等，并取得一定疗效。特别是对于动脉粥样硬化，慢性 RIPC 不仅可以防止粥样硬化性斑块的形成，还对已经形成的斑块具有逆转作用，这与 RIPC 抗血管壁脂质代谢异常导致的慢性炎症有关。小鼠实验证明：连续 7 天进行缺血预适应能显著延长小鼠常压下的耐缺氧时间和大脑耐缺血时间，这也提示着 RIPC 对高原病的防治可能也有一定效果。连续 7 天实施跪坐 RIPC，人体皮肤的毛细血管结构和功能均会得到改善。

毛细血管是血管床的一部分，可以推测间断性跪坐 RIPC 对较大的血管功能和结构也可能产生改善作用，值得进一步研究。缺血预适应的抗炎效果，特别是降低毛细血管通透性产生的抗炎性水肿作用十分明显，并且与 RIPC 的实施 1～4 天数之间有明确的量效关系，表明缺血预适应抗炎具有累积效应。

那么当 RIPC 成为治疗慢性心脑血管疾病的方法后，人们自然会有疑问，长期使用安全性怎么样？北京某医院对于中风后康复过程中的老年患者进行了连续 300 天缺血适应锻炼，其中包括：

在上肢使用远程缺血适应仪每天 2 次，老人耐受性良好，无明显的不良反应。此临床研究证明了老年人长期应用 RIPC 的安全性。我们通过利用人体的特殊坐姿，即跪坐，对腘动脉进行阻断，承接缺血预适应的传统按照 5 min 模式进行，共间断跪坐 3 个 5 min 即可，与坐姿连续应用 10 min 以上相比，这个方法也是很安全的。

参考文献

[1] Murry CE, Jennings RB, Reimer KA. Preconditioning with ischemia: a delay of lethal cell injury in ischemic myocardium [J]. Circulation. 1986;74:1124-1136.

[2] Przyklenk K, Bauer B, Ovize M, et al. Regional ischemic 'preconditioning' protects remote virgin myocardium from subsequent sustained coronary occlusion [J]. Circulation. 1993,87:893-899.

[3] Kharbanda RK, Mortensen UM, White PA, et al. Transient limb ischemia induces remote ischemic preconditioning in vivo [J]. Circulation. 2002;106(23):2881-3.

[4] Zhou D, Ding J, Ya J, et al. Efficacy of remote ischemic conditioning on improving WMHs and cognition in very elderly patients with intracranial atherosclerotic stenosis[J]. Aging (Albany NY). 2019;11 (2):634-648.

[5] Sogorski A, Spindler S, Wallner C, et al. Optimizing remote ischemic conditioning (RIC) of cutaneous microcirculation in humans: Number of cycles and duration of acute effects[J]. J Plast Reconstr Aesthet Surg. 2021;74(4):819-827.

7 跪坐的人体结构基础及间断性跪坐缺血适应法的建立

从解剖学来看，人类具有跪坐和盘坐等姿势的先天身体结构优势。

人类自从学会站立并用双脚行走，前肢便摆脱了行走功能从而被解放出来，逐渐变得灵巧演变成双手，成为人类认识自然、改造自然的强大高效能工具。双手功能的增强反过来改善了大脑皮层的结构和功能。人的大脑皮层中，支配手指运动的神经元数量是最多的，人手能做出许多动物的前爪根本无法完成的动作。人类手和大脑之间双向的促进作用最终使得人类智力和技能卓然于所有动物之上。所以才有童谣：人有两件宝，双手和大脑；双手能劳动，大脑能思考。

为了站立姿态的便利和稳定，腿和骨盆结构以及联系两者的关节都得进化以适应站立这种姿势，于是双"后肢"变成了"下肢"。与仍然以四肢行走的动物相比，人类的下肢不仅长度显著长于上肢，也比上肢更加强壮、有力。这是由于双腿除了行走外还要承担直立后整个身体的重量，而体重在直立行走前是由四条腿共同分担的。人类大腿自根部便与腹壁皮肤分离，加上髋关节窝变浅，使关节活动度加大，大腿可以方便地外展、后伸，而靠四肢行走的动物后大腿内侧皮肤有相当部分是与下腹壁外侧皮肤连为一体的类似蹼状，因而有些动作受到限制难以完成。下肢长于上肢的结果是人类再也不可能回到以四肢同时着地行走的状态了，否则就会臀尖高高地翘向后上方，而躯干向前下方斜着延伸，眼睛进化为与脸部各器官在同一平面后，若向前看也使得头部需要另外用力才能抬起来看前方，整体姿势将非常不协调。但是两条长腿却为交叉盘坐、跪坐以及坐椅子提供了方便。

毕竟曾经有行走的功能需求，在大体结构上人类上肢和下肢仍然有许多相似的地方。比如，连接躯体的都是一根粗壮的骨头，上肢为肱骨（上臂骨），下肢为股骨（大腿骨）；它们的远端都连着两根相对细小的肢体骨头，小腿骨称为胫骨和腓骨，前臂骨包括尺骨和桡骨。但上下肢间最远端的结构差别就比较大：人类上肢末端称为手，掌小、指长便于精细操作，拇指外展功能明显，可与其他四指对指灵巧协作，腕关节为 180° 平展使手和前臂轻松处于一个平面；下肢末端称为脚，掌长、趾短接地面积大稳定性好，大脚趾未能进化出特殊结构和功能，且脚和小腿之间的踝关节仍然呈近乎 90° 直角，使得脚和小腿相垂直方便人直立。了解这些，我们就会明白因为大腿和上臂都只有一根骨头，所以通过环绕扎紧的方法很容易使血管压在骨头上造成血流阻断，是肢体出血时止血常用的结扎部位，也是通过血压表带或止血带进行缺血预适应经常选用的缠扎部位。而小腿和前臂两骨之间的血管通过环肢体压迫难以完全被阻断，因此通常不作为结扎部位的选择。

连接上臂与前臂之间的关节叫肘关节，肘关节弯曲侧称为肘窝；连接大腿和小腿之间的关节是膝关节，膝关节弯曲侧就是腘窝。肢体的血液供应，上肢主要是肱动脉下行至肘窝深处分为桡动脉和尺动脉；下肢主要是股动脉，下行至腘窝后移行为腘动脉，至腘肌下分为胫前动脉和胫后动脉。可以想到，当肘关节和膝关节弯曲时，与肢体伴行的血管也会同时弯曲，由于主要动脉经过肘窝和腘窝下行，关节弯曲越厉害血管也会相应弯曲得越明显。通常情况下，上臂肘关节较少有深度弯曲的机会；而下肢膝关节明显弯曲的机会就多了，比如下蹲、如厕、打坐、跪坐等，下蹲时膝关节角度可能小于 10°。大家几乎都有过这种体验，即采取下蹲姿势持续 10 min 以上再站起来，很快小腿和脚就会感觉到酸、麻、胀、痛得难受。这就是下蹲时腘动脉血流受阻，导致小腿及脚缺血缺氧，起立后腘动脉恢复灌流，产生了轻微的再灌注性损伤所致。如果紧紧扎住大腿 10 min 以上再解开，结扎部位以下的腿、脚同样会感到不适。

跪坐时大腿叠压在小腿和脚后跟上，膝关节角度接近消失，导致腘动脉极度弯曲近似对折，加之自身体重，对腘动脉内血流形成严重阻滞。实验证明：在跪坐时腘动脉基本上是断流的。只能以四肢行走的动物则难以做出跪坐姿势，所以人的腿较长导致跪坐时重心降低身体平稳，身体结构比其他动物做出跪坐姿势有得天独厚的优势，因此腿脚关节正常的人一般都能跪坐。

缺血预适应早期研究主要是在动物实验中通过手术暴露血管直接阻断动脉的血流造成相应器官缺血，然后解除阻断完成再灌注，阻断动脉和解除阻断都能迅速达成。具有临床应用价值的体外无创性远程缺血预适应通常是通过血压带束缚上臂或大腿，充气加压到 200 mmHg 以压迫肱动脉或股动脉阻断其血流造成前臂或小腿组织缺血，然后放气复灌的。与直接手术阻断动脉不同，血压表充气加压往往需要数秒甚至十余秒钟才能达到需要的压力值，这种环肢体加压束缚除了阻断动脉血管也同时阻断了皮肤静脉回流，并且由于静脉位置比动脉表浅且壁薄往往先于动脉被阻断，而动脉继续灌流会造成前臂或下肢血管床过度充盈，受试者会感觉局部胀痛不适，因而有些人心存顾虑，难以长期坚持。随后多年的众多临床研究文献中，既有表明 RIPC 能对心脏或其他脏器起到有效保护作用，还能够改善运动功能，也有许多报道其保护作用并不明显。不过不难发现的是，大部分 RIPC 的临床研究是术中由医护人员采取实施一次或两次（加上术后 RIPostC）肢体 RIPC。由于手术中众多其他因素的干扰，有时很难得出 RIPC 是否产生保护效应的结论。

既然实施一次 RIPC 便能获得一定效果，如果每天实施这种保护作用是否有累积效应呢？

我们通过研究证明了小鼠肢体 RIPC 产生的抗二甲苯致耳郭炎性水肿作用在一定范围内有显著的量效关系。北京某医院对颅内动脉粥样硬化的高龄老年患者采用 RIPC 方法，即每天用两次血压表加压持续 300 天，老人们的认知功能得到改善，获得了良好的效果。但长期重复实施时虽然累积效应明显，部分患者因依从性不太好而难以坚持。如果能找到更加简单易行的 RIPC 方法，应有利于其在大众中的预防应用，获得累积效应。

为了证明跪坐可以达到阻断下肢血流的效果，我们通过小鼠屈膝模拟人体跪坐姿势对缺血适应保护效果的影响，发现屈膝组与大腿环绕加压组实验效果一致，表明深度屈膝状态下对小鼠腘动脉阻断作用明确。随后，又进行了人体实验，以观察两种缺血再灌注方法对腓肠肌肌氧含量的影响，并进行比较分析。文献表明：手术中反复夹闭患者股动脉进行下肢缺血预适应时其下肢骨骼肌肌氧含量呈现与缺血对应的规律性变化，肌氧含量可以作为反映肌肉缺血情况的指标。本实验采取体外测试腓肠肌肌氧含量的方法，以观察两种无创性阻断腘动脉方法是否会引起其支配的腓肠肌肌氧含量的类似改变。参加者每人以肌氧含量测试仪测量同一部位腓肠肌，分别在间断性血压带束缚大腿或间断性跪坐时肌氧含量的变化。为避免反复缺血复灌带来的可能影响导致结果偏差，采取一半参加者先进行血压带束缚式缺血复灌，另一半先行测试间断跪坐式缺血复灌，一种方式测试结束后休息 15 min 再进行另一种方式测试。

通常实施局部缺血预适应及束缚四肢的远程缺血预适应方案是通过阻断动脉 5 min，复灌 5 min，并重复 2～4 个回合完成。鉴于此，本试验中将血压带绑缚在受试者膝关节上方，快速充气加压至 200 mmHg 以阻断股动脉并维持 5 min，然后放气再灌注5 min，重复 2 次共 30 min。同步记录腓肠肌偏外侧部位的肌氧含量。

取跪坐姿势时，试验者在软垫上脚背和小腿前部与地平面紧贴，膝关节弯曲接近 0°，踝关节则绷直成 180°，臀部压坐在双侧脚后跟上，上身垂直于地面，重量完全压在小腿上。立起时将膝关节放开成 90°或起立即可。试验时采取跪坐 5 min，立起 5 min

的方法，重复 2 次。同步记录与血压带束缚法同一部位腓肠肌的肌氧含量。

统计两种不同阻断血流方法下三个缺血再灌注周期中每次缺血和复灌第 1 min、3 min 和 5 min 末的肌氧含量数据，发现每次阻断血流后，肌氧含量便开始持续下降，至第 1 min 末已经有显著降低（与本轮缺血前比较均 $p < 0.05$）。与血压带 200 mmHg 阻断血流比较，跪坐法缺血导致肌氧含量降低更迅速。第 1 min 末该值下降两组差别有极显著意义（$p < 0.01$）。复灌期的肌氧含量在第 1 min 两法相似，会短暂上冲至比正常值高，旋即肌氧含量又稍降低然后基本稳定。跪坐法降低的幅度大于束缚法，在复灌 I 和 II 中，第 5 min 末降低后的值与血压带束缚法比较差别有显著意义（$p < 0.01$），但总体降低幅度并不明显，与自身正常值比较差异无显著意义。

以上实验结果证实了跪坐造成的下肢缺血可以达到与血压带充气到 200 mmHg 的阻断肢体动脉血流一致的效果。并且跪坐时，腘动脉血流的阻断非常迅速，在坐下的同时几乎可以立即出现缺血现象；而腘动脉血流的复灌也可以在起立松开膝关节时马上实现，这是实现缺血预适应十分理想的情况。于是，间断性跪坐缺血预适应法被建立起来。为了初步观察此方法对人体血管功能的影响，我们选择了前臂皮肤毛细血管脆性这个比较容易观察和实施的血管功能的指标，初步在大学生群体中进行观察，同时观察了其对血压、血红蛋白及血小板含量的影响。结果表明：间断性跪坐 4 周后，参加者皮肤毛细血管质量明显改善；血压实验前均在正常范围，四周实验后收缩压和舒张压变化较小，差异经检验无统计学意义；血小板及血红蛋白含量的两次测试结果都在正常范围内，两次测试数据的自身前后配对及组间 t 检验均无明显差异。表明每天间断性跪坐 25 min，连续实施 4 周对正常血小板及血红蛋白含量没有显著影响。

目前临床对患者进行缺血预适应多是通过血压表袖带充气到 200 mmHg 阻断上肢肱动脉或下肢股动脉来完成，充气过程需要数秒钟才能上升到足以阻断动脉的压力，导致静脉先于动脉被阻断、产生肢体充血发胀等不适感，而跪坐则可避免这种现象产生。当然也有人对于踝关节拉伸的痛感可能难以忍受。让参与实验的大学生分别尝试袖带充气法和间断性跪坐法以后进行选择，较多同学表示会选择跪坐法。实施者可以自己或者在他人协助下控制跪坐时间，通常情况下，可以设定一个 5 min 的闹钟，重复几次便完成。具体方法：跪坐 5 min→起坐 5 min→跪坐 5 min→起坐 5 min→跪坐 5 min，结束锻炼。至于起坐的描述，主要是放开夹紧的膝关节，恢复腘动脉血流，可以坐着伸直小腿，或起立、走动均可，5 min 后再开始跪坐。

下蹲也可以产生类似于跪坐的腘动脉阻断效果，使下肢明显缺血，所以蹲的时间过长起身后会出现腿脚麻木以及针刺样痛。但是人在这种姿势下身体不够稳定，反复维持 5 min 有一定困难，故不作为缺血预适应锻炼的推荐姿势。曾有朋友熟悉了缺血预适应的机制之后问道，上蹲式厕所的时候如果多蹲一会儿，是否也会产生缺血预适应保护呢？我评价：能活学活用悟性很不错！虽然如厕下蹲不如正规的反复多次短缺血，但一次短缺血后也有一次的效果，强于完全没有做。习惯于使用马桶的人们如果下蹲动作没有问题，建议可以使用蹲式厕所，但不推荐老年人采用下蹲姿势。

比较起来打坐造成缺血性损伤的可能性很小。我们研究发现：打坐时，被压腿的脚趾测得的血氧饱和度在打坐开始会逐渐降低，但几分钟后又渐渐回到正常，表明这种姿势下小腿血液供应没有被完全阻断，血流量有比较好的代偿机制。所以这个姿势长时间维持也不会使机体组织产生严重缺氧损伤，反而会因为适度缺氧增加了侧支循环形成及产生一定程度的缺血预适应增强机体某些功能。这也许就是为什么某些人可以持续打坐数天而不会造成下肢损伤的原因。

间断性跪坐不需要特殊设备且方便实施。与局部缺血预适应相似，一次远程缺血适应仪或跪坐 RIPC 后也可产生即时性和延迟性两个阶段的保护作用，前者持续约 3 h，后者在 12 h 后再出现并维持 3 天。每天锻炼一次将使血管系统处于连续的缺血适应保护中。随着人类生活水平持续改善及平均期望寿命逐渐升高，心脑血管疾病成为影响人们生活质量的主要原因之一。虽然缺血预适应在防治心脑血管疾病方面有着很明显的作用，但由于各种原因至今未能广泛应用。从医生角度看对 RIPC 防治疾病的地位怎么界定，是属于需要医生处方的医疗手段还是看作非正规医疗手段的替代疗法，甚至是一种保护锻炼血管的方法？尽管有一些临床研究表明了长期实施 RIPC 的安全性和有效性，但对患者居家自行 RIPC 时是否注意到实施禁忌、长期在非医疗监测环境下实施是否会产生不良反应等顾虑，尚需更多的临床研究才能解除。

⊟ 参考文献

［1］ Demura S, Uchiyama M. Effect of Japanese Sitting Style (Seiza) on the Center of Foot Pressure after Standing ［J］. Physiol Anthropol Appl Human Sci, 2005, 24(2):167-173.

［2］ 叶少剑，曾媛，宁明敏，等. 间断性屈膝缺血预适应对小鼠缺氧耐力的影响 ［J］. 中国应用生理学杂志，2016，32（5）:491-492.

［3］ Zhou D, Ding J, Ya J, et al. Efficacy of remote ischemic conditioning on improving WMHs and cognition in very elderly patients with intracranial atherosclerotic stenosis ［J］. Aging (Albany NY). 2019;11 (2):634-648.

［4］ 叶少剑，袁春平，方超，等. 间断性跪坐缺血预适应方法的探索及应用 ［J］. 江汉大学学报（自然科学版），2019，47（01）:73-78.

缺血适应的实施方法

　　缺血适应是通过反复且短时程的阻断动脉血流诱导机体产生内源性保护机制而改善机体血管结构及血液循环功能，并增强机体对缺氧耐受力的方法。根据阻断动脉的时间节点与血管长期阻断（或血栓形成）发生时间之间的关系，可以分为缺血预适应（IPreC）、缺血中适应（IPerC）和缺血后适应（IPostC）。多年的研究证明，这种内源性保护反应是一种发生于局部但可惠及全身组织器官的效应，所以临床转化应用多采用远程缺血适应技术。在缩写字母之前分别加上表示远程（Remote）的大写字母 R 即可，分别是远程缺血预适应（RIPreC）；远程缺血中适应（RIPerC）；远程缺血后适应（RIPostC）。常用的 RIPC 是对这三种远程缺血适应方法的统一简称缩写。

　　缺血适应现象首先是科学家在动物试验中通过手术阻断冠状动脉分支建立心肌梗死模型时发现的。因为研究伊始是在长时间阻断冠状动脉之前重复进行短时间冠脉血流阻断，即 5 min 缺血后，5 min 复灌流三次，而结果则是，可以明显缩小长时间缺血后再灌注损伤导致的心肌梗死面积，所以称为预适应。临床上所谓的预适应是指在没有发生动脉血管栓塞性疾病之前进行的缺血适应，长期坚持实施可以有效保护血管内皮细胞功能，预防血管病变，降低血液凝聚性，并可以促进纤溶功能溶解病理性血凝块，对血管栓塞性疾病的发生具有一定的预防效果，从而防止严重心脑血管疾病的产生。这样看来缺血预适应本质上属于"治未病"的疾病预防范畴。

但实际临床工作中人们多是发生了血管问题甚至是心梗、脑梗等严重症状后成为患者才来就诊，这个时候再这样实施缺血适应有无意义呢？于是科学家们，在已经发生了心肌梗死的动物模型上展开实验研究，发现这时对其他正常动脉，如肢体动脉重复进行 5 min 缺血再灌注 3 次后，对于已发血栓性疾病的治疗也有辅助效应，可减轻取栓或溶栓后的缺血再灌注性损伤，于是将此时的缺血适应称为缺血中适应。临床上用于患者发生了血管栓塞性疾病后血管尚未被疏通时，对健康肢体部位的动脉血管进行反复短期缺血复灌注即能产生缺血中适应。后来研究还发现，如果这种操作在阻塞血管即将被疏通之前半小时内完成，同样能产生对再灌注损伤的抑制作用，就称之为缺血后适应。不过，通常情况下做缺血适应之前并没有进行血管造影检查，除非有明显的血管栓塞临床症状出现，如严重的心梗或脑梗表现，否则难以判断受施者体内是否有血管阻塞情况存在。好在无论是缺血预适应、中适应或后适应对于接受者产生的保护效果是相似的，因此可以肯定的是，血管栓塞性患者随时应用缺血适应都是有益的。因此国外在急性血栓患者的入院前急救措施中有时就有缺血适应处理，为入院后治疗提供辅助。

转化到临床应用的缺血适应技术除非是手术中使用，否则很少直接在局部阻断某组织器官动脉处进行缺血再灌，专门为此进行创伤性手术暴露动脉明显不实用。而采用远程缺血适应方法则可以保证对患者无创伤。1993年，科学家发现对心脏某支冠状动脉进行缺血预适应操作后，另外一条冠脉分支所支配的心肌也获得了预适应性保护效果，于是将其称为远程保护作用。进一步研究将A器官的动脉进行缺血预适应操作后，不仅A器官得到了预适应保护，远离A器官的同一机体的B器官也同时得到了缺血预适应样保护，表明远程缺血预适应现象是广泛存在的。将多项研究综合起来看，缺血适应实际是一类全身性反应而非单纯的局部性反应。每一次阻断动脉，血流停止了的血管壁及血液内的各种细胞会对缺血导致的低氧状态产生应对反应，合成并分泌一些内源性物质并释放到血液中。当压力解除血液再灌注恢复动脉血流后，这些物质就会随着血液循环接触到全身各组织器官，产生整体的适应性保护作用。四肢是很容易在体外被阻断动脉血流的机体结构，因此，上臂或大腿是实施远程缺血适应的上好部位。远程缺血适应技术为深藏体内的重要脏器，如大脑、心脏、肾脏、胃肠道、肝脏、肺等能无创性得到缺血适应锻炼提供了可能。

RIPC被临床转化应用的实施方法及发展简介如下。

较原始的方法是通过水银血压表袖带环绕上臂或大腿上部，将袖带手动充气使压力达到高于受试者收缩压30 mmHg后维持此压力5 min，然后放气使动脉复灌注5 min。以充气加压5 min和复灌注5 min作为一个循环，重复进行2～4个循环，也就是共进行3～5个循环就完成了一次缺血适应锻炼。这种方法需要1～2个血压计，通常还需要另一个人帮忙操作并观察压力值，锻炼期间因水银计位置需相对固定，不可随意移动身体，活动可能受限制。

第二种方法是在电子血压表的基础上，通过植入特殊程序制备的"远程缺血适应仪"。可以连接一个袖带或两个袖带，同样环绕固定在上臂或大腿上，并根据个人需求选择仪器上的模式按键进行操作。通常程序会将充气压力值设定在 200 mmHg，自动充气到设定值后开始维持此压力一定时间，然后放气复灌注同样时间，重复数个循环后结束锻炼，通常共 5 个循环。锻炼者不必像使用水银血压计时那样活动受限，可以在不松动袖带情况下活动。

第三种方法比较简单粗暴，一般在没有上述设备的紧急情况下可以实施。比如，患者突发心梗或脑卒中、地震或其他灾害导致部分身体受到重压时的院前急救过程中，可以使用任何较柔软的条带状物品，如领带、围巾、衣袖或裤腿等直接环绕上臂或大腿两圈后用力扎紧，以远端肢体发凉、摸不到脉搏为合适，表明动脉血流被阻断。扎紧 5 min 后放开复灌注 5 min，如此重复 2~4 次即可达到缺血适应效果。

以上三种方法均是通过袖带或类似物环绕上臂或大腿后，加压阻断动脉达成缺血适应，是目前国内外通用的方法，目前以第二种方法应用范围最广。此类方法事实上阻断了该肢体的所有动脉及静脉血流，且充气加压时因为静脉较动脉表浅管壁较薄会先于动脉被阻断，短时间内动脉会继续供血可能使得袖带远端肢体有充血、发胀现象。部分患者的袖带包裹部位皮肤会因受挤压产生皮疹等表现。

第四种方法就是间断性跪坐缺血适应法（跪坐 RIC 法）。此方法利用跪坐后天然阻断腘动脉使血流停止，主要由腘动脉供血的小腿和脚的大部分皮肤及肌肉组织等即刻产生缺血，组织缺氧速度快，起坐后立即恢复血液灌注，整体预适应效果与环肢体加压法相似。优点在于，操作时不需特殊设施，实施锻炼简单、经济、方便。适合于腿脚关节正常人群采用，可与缺血适应仪的应用形成互补。

关于进行缺血适应时的短暂缺血时间，国际上通用的做法是缺血 5 min，恢复供血（即，医学术语"复灌注"或"再灌注"）5 min 作为一个循环，重复进行 3～5 个循环即可，所以间断性跪坐法也是采取的这个规则。有人问实施间断性跪坐时是否必须5 min 跪坐后 5 min 起坐，长一点或短一点时间有什么影响吗？研究时发现有些人在跪坐时腓肠肌的肌氧含量降低速度的确快于他人，因此，5 min 坚持这个姿势对于他们来讲小腿会越来越痛，甚至难以忍受，他们希望跪坐时间能短一点。而另一些人跪坐时十分轻松，以为跪坐可以像盘坐一样时间越长越好，事实并非如此。关于实施预适应时缺血及再灌注的时长，有外国科学家做过细致的研究。他们用了多组小鼠进行试验以观察不同条件下对预适应效果的影响。如设置每次缺血时长不同的组别，分别设定为2 min、5 min、10 min，对应相同的再灌注时长；另外设置组别分别以 2、4、6、8 个循环为完成缺血预适应。结果发现 2 min 组经几个缺血再灌注循环就有预适应作用了；2 min 与 5 min 组的预适应效果相差不大，与对照组比较其增强在统计学上均已经有显著意义；而延长缺血时间至每次 10 min 并不能再增加预适应效果，所以一般采用缺血时间 5 min。如果时间有限，可以采用 2～4 min

缺血复灌模式也能产生预适应效果，循环数量以 3～5 个比较好，再增加并不会增加保护效应。他们还观察了在一个肢体或两个肢体实施缺血复灌注后产生缺血适应效果的差别，发现缺血组织的体积大小对预适应效果没有很大的影响。这可以解释为什么跪坐法仅阻断腘动脉，并没有像血压带充气阻断动脉那样造成下肢完全性缺血，但是仍然产生了良好的缺血预适应保护作用。尽管这样，每天重复缺血适应锻炼后有累积效应的现象表明，缺血组织量的大小对机体产生的缺血适应保护作用即便没有质的不同，但也还是有量的差别。

在缺血适应临床转化应用的前期文献中，相当一部分是观察实施单次缺血适应对疾病的影响，有短期观察指标，还有某指标数周之后的长期变化。部分文献报道有效果，部分研究报告没有明显效果，因此有人对于这种方法是否具有临床应用价值产生了怀疑。从实施一次缺血适应后产生保护效应的时间上看，缺血预适应的两个保护时段，分别是实施完成后的 3 h 内为第一个时间段，及完成后第 12 h 至完成后 72 h 之间为第二个时间段。这种特点表明一次性的缺血适应其保护效应维持时间是有限的。于是，有了关于重复实施缺血适应及其累积效应的讨论和实验研究，主要是实施的频率问题，以求达到既能使机体持续不断地处于缺血适应的保护之下，又不至于产生"过度适应"的问题。关于缺血预适应累积效果，我们采用一个抗炎症水肿的指标进行过实验观察。2018 年底，我们已经研究并明确了缺血预适应对于毛细血管质量的改善作用，并推测这种改善有可能降低毛细血管通透性，从而减轻炎性水肿。于是便安排了几个研究人员进行缺血预适应改善某化学药品刺激小鼠耳郭产生水肿的预实验。动物模型建造及预试很成功，缺血预适应的确可以减轻药物造成的炎性水肿，并取得了良好的保护效果。在此基础上，进一步观察了缺血预适应的累积效应或者说缺血预适应的天数和炎性水肿减轻程度之间的量效关系。几组小鼠分别被实施后肢缺血预适应 0～4 天，然后在一侧耳郭涂药观察皮肤水肿形成情况。结果显示预适应一天的小鼠水肿就减轻了，随着预适应天数的增加，水肿减轻愈发明显，预适应 4 天的小鼠耳郭水肿就非常轻微了。将几十只小鼠的耳郭水肿值与预适应天数进行相关性分析，相关系数达到了 0.99 以上，在整体动物实验中，这是难得的好结果。抗炎作用只是我们近几年研究缺血预适应的指标之一，我们推测其他效应也可能同样存在累积效应。这提示每天重复进行缺血预适应可以比单次实施获得更好的保护机体作用，而简单易行的间断性跪坐法的应用可满足这种需要，使锻炼者产生良好的依从性。

既然缺血适应具有良好的累积效应，那么实施得太频繁是否会有不良反应呢？北京某医院对此做过临床研究：患者用全自动充放气式缺血适应仪，在双上臂以 5 min 缺血再灌注 5 个循环为一次缺血适应的模式，每天实施 2 次。连续实施 300 天后，绝大部分患者没有产生不良反应，同时这些老年患者的脑血管疾病得到良好改善。至于间断性跪坐法采用的跪坐姿势，已经在人类历史上被使用了数千年，5 min 短时间跪坐的安全性是毋庸置疑的，每天 2 次的跪坐 RIC 锻炼也不会有时间方面的负担。我国先民在宋朝出现坐式家具后放弃了跪坐这种坐法，如果他们认识到间断性跪坐的健康效应，也许会改变跪坐时间模式，这样不仅有利于健康，还可避免长时间跪坐带来的严重缺血再灌注损伤可能引起的不适感觉。

📑 参考文献

［1］ Purroy F, Beretta S, England TJ, et al. Editorial: Remote Ischemic Conditioning (Pre, Per, and Post) as an Emerging Strategy of Neuroprotection in Ischemic Stroke［J］. Front Neurol. 2022; 13:932891.

［2］ Luo W, Zhu M, Huang R, Zhang Y. A comparison of cardiac post-conditioning and remote pre-conditioning in paediatric cardiac surgery ［J］. Cardiol Young. 2011;21(3):266-70.

［3］ Whittaker P, Przyklenk K. From ischemic conditioning to 'hypercon-ditioning': clinical phenomenon and basic science opportunity［J］. Dose Response. 2014;12(4):650-63.

［4］ 胡越，叶少剑，陈明付，等. 远程缺血预适应抑制二甲苯炎性水肿的量效关系观察 ［J］. 广东化工，2021，48（11）:56-57.

［5］ Johnsen J, Pryds K, Salman R, et al. The remote ischemic pre-conditioning algorithm: effect of number of cycles, cycle duration and effector organ mass on efficacy of protection［J］. Basic Res Cardiol. 2016;111(2):10.

9 跪坐缺血适应的注意事项

既然间断性跪坐缺血预适应对血管系统有保健作用，是否意味着所有人都可以进行呢？因为临床研究及参考资料有限，为避免不良后果产生，有以下情形者不建议采用。

（1）下肢骨骼、皮肤或软组织有结构或功能障碍，如外伤等，无法实施跪坐动作者，不建议使用跪坐法。此类人群若上肢正常，建议使用远程缺血适应仪在上臂实施缺血适应锻炼。

（2）罹患各种出血性疾病的人士，如血友病、血小板减少症、白血病、血液病急性出血期或抗血栓药物治疗期间禁用。有内脏自发出血史者慎用。

（3）有下肢深静脉血栓病史，或患有下肢深静脉血栓的人群禁用。

（4）经药物治疗仍难以控制的高血压患者不建议使用。如果要进行缺血适应训练，应特别注意先用降压药物使血压在正常范围内才能开始跪坐。如果把血管比喻成河床，血流比喻成河水，发洪水时河水对河床的冲刷力就明显增强。同理，当血压过高的时候，血液对血管内皮细胞的冲击力也是明显增加的，此时如果阻断动脉血管再放开复灌注，复灌的血流冲刷力将可能对血管内皮细胞造成显著损伤，从而加重再灌注部位血管受损，得不偿失。

（5）高血糖或糖尿病患者也必须在药物控制血糖并使其处于正常范围内的前提下才能够有效实施各种缺血预适应技术。因为高血糖会损伤血管内皮，不利于缺血适应发挥保护效应。打个比方，就像用糖腌制的话梅或其他水果干，就是利用高浓度的糖造成的高渗透压把水果里面的水给吸出来了，饱满的水果体积缩小，变得皱巴巴的。同样道理，血管内皮细胞直接接触血液里的高浓度糖，细胞里的水分也会被吸一些出来使内皮细胞体积收缩变小。本来内皮细胞像地板砖一样，彼此之间有序地连接在一起，现在每个细胞变小收缩，细胞之间就会出现缝隙，血脂就会从这个缝隙进入内皮下面，积累起来引起血管壁的炎症变化，容易形成粥样硬化斑块，这也会妨碍并对抗 RIC 发挥血管保护作用。

（6）罹患其他严重疾病，如晚期恶性实体肿瘤、严重的肝功能衰竭、需要透析的肾功能衰竭等的人群，在疾病未得到有效控制前不建议使用。

（7）有意识障碍或缺乏自我控制能力的人群不建议个人单独使用。

参考文献

［1］ Gonzalez NR, Connolly M, Dusick JR, et al. Phase I clinical trial for the feasibility and safety of remote ischemic conditioning for aneurysmal subarachnoid hemorrhage［J］. Neurosurgery. 2014；75（5）：590-8；discussion 598.

10 跪坐或打坐群体的健康状态

跪坐是源自古代的席地而坐方式，在有了各类舒适坐具的今天，使用的人已经大大减少了。中国自宋代便放弃了将跪坐作为正坐使用，只有某些特殊人群还在将其作为健身方法坚持保留着，如瑜伽训练者称之为"雷电坐"，至今都在使用。从国际上看目前仍然有一些地区的人类群体在日常生活中采用此坐姿，主要是分布在日本及东亚南亚其他部分地区。比较一下这些人与未使用者的总体健康状态，可以大致看出跪坐或打坐对健康的影响。

唐朝时，日本派出大量遣唐留学生到当时的长安（今西安）学习，这些留学生也把跪坐学了回去。日本人自此把跪坐作为正坐使用，并保留至今。现在虽然在日本年轻人中也有放弃跪坐的趋势，但在一些带有明显仪式感的场合，比如茶道、花道等过程中，跪坐还是礼仪必要的姿势之一。有调查发现：目前日本坚持跪坐的以中老年人，特别是老年妇女为主。国际上每年统计的各国人均生存寿命和人均期望寿命等指标方面，日本此前多年来一直名列前茅。从全球这样大的范围来看，人类生存条件即便与各地社会制度、经济水平、文化及传承、医疗卫生水平、社会保障、气候地理、饮食习惯及营养来源等因素有很大关系，但是与这些条件相似的其他国家相比，日本的相关寿命及健康指标也领先于其他发达国家。

将跪坐当作一种锻炼方法使用的群体，一般属于会主动关注自我健康及自我修养的人。因此，这些群体中的成员健康状态和精神状态也会好于普通人。瑜伽也大量采用跪坐及打坐姿势，无意中对于锻炼者产生了缺血适应效果，促进了健康。

人们追求舒适的生活方式无可厚非，但对于青年人逐渐放弃跪坐的趋势，作者感到有些遗憾。也许他们中的绝大多数不是医学从业者，或即便是医药从业者也可能并不熟悉或了解缺血预适应这个相对比较新的医学理论及其意义，才会因为不舒服弃跪坐如敝屣。当然，不是希望他们原封不动地继承和传承跪坐，向祖辈一样连续跪坐很长时间（一次持续 10 min 以上），导致下肢组织长期缺血以致发生比较严重的缺血及缺血再灌注损伤，并且每天如此持续数年，甚至可能对腿部发育造成不良影响。只是希望人们能重新认识到跪坐这个姿势的价值，以科学的方式利用跪坐对腘动脉阻断作用，达到既产生缺血预适应保护身体健康的效果，又避免了传统长时间跪坐带来危害的目的。有选择的、创新式的继承，更有利于对人类共有的古代文化遗产有活力有意义的传承。对于其他人类文明遗产的传承，也同样是青年人都会面对的挑战。

参考文献

[1] Kishimoto S, Sasaki H, Kurisu S, et al. Bilateral atrophy of the extensor digitorum brevis muscle might be a useful sign for diagnosing

diabetic polyneuropathy in Japanese men who do not sit in the traditional "seiza" style[J]. J Diabetes Investig. 2021;12(3):398-408.

[2] Iso H. Cardiovascular disease, a major global burden: Epidemiology of stroke and ischemic heart disease in Japan[J]. Glob Health Med. 2021; 3(6):358-364.

11 为何心和脑动脉更容易受损

心血管疾病和脑血管疾病是老年人死亡的主要原因。自 2005 年以来，我国每年有 300 多万人死于心肌梗死或脑卒中，且此数字还在逐年增加，至 2016 年已经超过 516 万人。随着生活水平的不断提高，食物容易获取导致人们普遍营养过剩，中年人甚至青少年也出现了越来越多的心脑血管疾病患者。无论是心血管还是脑血管出现问题，都有可能危及生命，所以作为影响人类寿命的血管健康短板中，心血管和脑血管又是短板中的短板。为什么受伤的多是这两个组织？

先来看看它们的动脉供血系统结构和特点。

体循环是供应全身各器官营养物质并回收排出代谢废物的大循环系统。左心室收缩，将富含营养物质和氧气的鲜红血液泵进主动脉，主动脉延伸为主动脉弓、胸主动脉、腹主动脉、股动脉，在延伸的过程中不断发出动脉分支供应全身脏器和组织血液。离开心脏后，血流速度与血压逐渐降低，因此动脉血液离心脏越远产生的血压越低，或者说离心脏越近的动脉血压越高。

心脏总体看来是个类球形器官，如一个倒置的、前后略扁的圆锥体。冠状动脉是供应心脏自身营养血液的专用血管网，其主干血管及大分支行走在心脏外壁，在心脏表面不断向心肌内分支形成网络状结构覆盖在心脏表面，整体看起来就像套在心脏外面的王冠一样，所以被形象地称为冠状动脉。请注意：临床上关于"心血管"这三个字的含义在不同语境下意义可能是有细微区别的。"心血管系统疾病"多指的是涉及心脏及全身血管的整个腔道系统方面的疾病，范围很大；而"心血管疾病"则可能主要是指供给心脏自身血液的冠状动脉的相关疾病。但实际上大家对此心领神会，谈及的时候一般没有将两者加以区分。冠状动脉疾病只有当影响到了心脏比如出现了心肌缺血的时候，才会以"冠心病"即"冠状动脉粥样硬化性心脏病"的名义出现在大众认知中。如果及早认识到"心血管"中心脏的冠状动脉血管重要性，采取有效常规性措施及早预防和发现冠状动脉问题并及时处理，许多心源性猝死悲剧就可能不会发生。

冠状动脉分枝由心脏外面向内穿进心壁时分出许多小供血支到不同层次心肌里面，所以心脏内膜及内膜下心肌看起来离心腔里面的血很近，却属于冠状动脉网的供血末梢部位，更容易受到供血不足的影响，产生内膜下心肌缺血。因为冠状动脉分支的穿壁供血特性，当心脏收缩时穿壁的动脉分支会受到周围心肌的强力挤压，尽管此时冠状动脉灌注压比较高但心肌供血是减少的，而舒张期尽管灌注压较低，由于穿壁动脉支受挤压减轻后被动舒张，心肌供血反而增加，约是收缩期供血量的 2 倍。这就是心脏冠状动脉体系特有的的舒张期供血特点。

动脉离心室出口越近的部位血压越高，而事实上离心脏最近的需要供血的器官就是心脏本身。冠状动脉是主动脉的第一个供血分支，实际上左右冠状动脉从主动脉根部发出，形成供应心脏自身血液的、环绕心脏外部走行的血管床。血液刚刚被左心室泵出时冲击力是最强的，所以主动脉起始部，即主动脉根部血压最高。尽管由于心脏收缩期冠状动脉灌注会受到主动脉瓣开放后部分遮蔽冠脉入口的影响，导致以舒张期灌注为主，冠状动脉得到的灌注压还是很大的。这种现象具有双刃剑效应，好处是：冠状动脉在获得血液供应方面有"近水楼台先得月"的便利，高灌注压有利于冠状动脉得到足量血液灌注，可保障心脏供血；不好的是：过高的血压对于冠状动脉内皮细胞更容易造成冲刷性损伤。冠状动脉沿着类似球形的心脏外部行走分布，穿肌壁时分支往往形成急拐弯，故整个冠状动脉体系中弯曲多、分支多。正如河流在拐弯的地方对河岸冲击力加大一样，在较大分枝动脉的弯曲及各个分汊口部位的内皮细胞受到血流剪切样冲击，受损比其他部位的血管会更严重，沦为血流冲刷力的最早受害部位。肌壁内冠脉分枝在心收缩期实际上是内外同时受压的：内有血流的向外推压（血压），外有心肌强力收缩施加的挤压，导致血管内皮细胞受到的压力会更大，此外这种周期性内压外挤是否还会造成冠脉分支穿壁入口部位血液形成局部涡流现象，加重内皮细胞损伤也未可定。内皮细胞损伤后脂质入侵内膜下过程加强，容易产生动脉粥样硬化甚或形成斑块，成为严重的隐患。对于冠状动脉来讲，硬化的血管意味着弹性降低不容易舒张，会降低冠状动脉的"冠脉储备"。

大家都有这样的体会，当我们跑步或爬山等大量运动后，呼吸会开始不自觉地加深，变得急促，心跳逐渐变快加强，甚至气喘吁吁和心慌。这是因为我们运动量增加时，骨骼肌和心肌等组织对能量及氧气的需求量增加，所以呼吸系统和循环系统加强了工作。需氧量增加的时候身体会通过调节机制让呼吸功能加强以吸入更多氧气，增加的氧气通过血液运输到心脏和骨骼肌等部位。我们主要看看心肌对氧的需求增加后，如何实现供给增加。

一般情况下，每个人的血液量和血氧含量是相对恒定的，在常态气压下血液携带氧有两种方式，即血红蛋白结合氧和血浆中少量物理溶解的氧。心脏利用动脉血中氧的效率已经很高，让血液释放更多的氧到心肌组织中可能性不大。因此心脏活动加强后就需要扩张冠状动脉增加血流量以达到增加供氧的目的。

正常动脉血管壁是有弹性的，可以在神经或体液调节因素影响下收缩（变细，内径变小）或者舒张（变粗，内径扩大）。我们将冠状动脉舒张使得心脏供血量增加的潜力叫作"冠脉储备"。对于心脏来讲，普通人的冠状动脉在剧烈活动时，心脏需氧量增加，可以及时舒张使得冠脉血流量增加4～5倍，运动员经过训练后冠脉血流量可以增加到安静时的6～7倍。一旦冠状动脉发生硬化则弹性降低，血管难以舒张，意味着冠脉储备降低。活动增强时冠脉流量不足以满足心脏对血氧的需求，出现血氧供不应求，产生心绞痛。

再来看看大脑的供血系统。

人是直立动物，头的部位处于身体最高处，心脏位于大脑下面身体躯干的中心部位，所以脑动脉供血是由下到上的，需要比较大的血压才能将血液推上去。大脑是近球形实体结构器官，供血动脉主干来自主动脉弓发出的几条动脉，如颈动脉及椎动脉等。与冠状动脉不同，大脑的几条主要供血动脉在脑底部构成脑底动脉环：此动脉环前半部分来自左右颈内动脉分支；后半部的椎动脉部分从锁骨下动脉分出。这几条分支都起源于主动脉弓，有较高的灌注压，所以脑底动脉环的血压也是比较高的，这样有利于进一步向脑组织供血。脑底动脉环像一朵花的花托，有类似花瓣、花蕊的动脉分支从花托上各自发出，向上向外呈放射状再分级分支给脑内各种结构供血，因此脑动脉血管造影后外观似树枝状结构。颈内动脉压力高，分枝处是粥样硬化斑块易发部位。在脑底动脉环中拐弯处也比较多，这些部位的血管内皮同样容易受到冲刷性损伤，进而形成粥样硬化性病变。

大脑体积大于心脏，动脉分支更长更多，尽管颈总动脉血压比较高，动脉分支向上行走到了大脑皮层表面的时候压力可能已经降得很低了，位置最高的大脑皮质最外层属于脑动脉供血末梢部位，还是容易发生缺血。特别是当年龄增长进入老年阶段后，大脑终端细小动脉因为动脉硬化，其内径会越来越小甚至闭塞，造成脑组织产生零星散在分布的缺血性微小梗死灶，CT 影像称之为腔隙性脑梗。一般人在 50 岁之后多少会有此类现象出现，但不一定产生不适等症状，不必过于恐慌。

总体看来，心脏和大脑成为动脉粥样硬化病变的重灾区，主要与以下两个条件有关：一是灌注压都比较高；二是动脉血管的拐弯比较多。加在一起造成了这两个器官的动脉内皮细胞更容易受到冲刷性损伤，然后为血脂穿过血管内皮进入内膜下提供了条件，继而形成动脉粥样硬化病变，导致动脉不易舒张，形成粥样硬化斑块，从而造成管腔狭窄进一步降低血流量。

🔲 参考文献

［1］ 程训民，何国祥，全识非，等. 冠状动脉造影显示造影剂排空滞留和延缓段的血管内超声研究［C］//中华医学会. 中华医学会心血管病分会第八次全国心血管病学术会议汇编. 中华医学会杂志社，2004:1.

［2］ Kandangwa P, Torii R, Gatehouse PD, et al. Influence of right coronary artery motion, flow pulsatility and non-Newtonian rheology on wall shear stress metrics［J］. Front Bioeng Biotechnol. 2022; 10:962687.

［3］ Zhao Y, Ping J, Yu X, et al. Fractional flow reserve-based 4D hemodynamic simulation of time-resolved blood flow in left anterior descending coronary artery［J］. Clin Biomech (Bristol, Avon). 2019; 70:164-169.

［4］ Xu Y, Li D, Dai W, et al. Association between symptomatic intracranial atherosclerotic disease and the integrity of the circle of Willis ［J］. J Integr Neurosci. 2022;21(1):2.

［5］ Eglit GML, Weigand AJ, Nation DA, et al. Hypertension and Alzheimer's disease: indirect effects through circle of Willis atherosclerosis ［J］. Brain Commun. 2020;2(2):fcaa114.

12 推行缺血适应技术，
促进心脑血管健康

　　2016 年 10 月，中共中央、国务院印发了《"健康中国 2030"规划纲要》，要求各地区各部门结合实际认真贯彻落实。该纲要在序言中指出：健康是促进人的全面发展的必然要求，是经济社会发展的基础条件。实现国民健康长寿是国家富强、民族振兴的重要标志，也是全国各族人民的共同愿望。中华人民共和国成立以来，特别是改革开放以来，我国健康领域发展取得显著成就，人民健康水平和体质素质持续提高，2015 年人均预期寿命、婴儿及孕产妇死亡率等健康指标总体上优于中高收入国家平均水平，为全面建成小康社会奠定了重要基础。同时，工业化、城镇化、人口老龄化、疾病谱变化、生态环境及生活方式变化等，也为维护和促进健康带来一系列新的挑战，健康服务总体供给不足与需求不断增长之间的矛盾依然突出，健康领域发展与经济社会发展的协调性有待增强，需要从国家战略层面统筹解决关系健康的重大和长远问题。

　　该规划纲要第二章提出：建设健康中国的战略主题是"共建

共享、全民健康"。核心是以人民健康为中心，坚持以基层为重点，以改革创新为动力，预防为主，中西医并重，把健康融入所有政策，人民共建共享的卫生与健康工作方针，针对生活行为方式、生产生活环境以及医疗卫生服务等健康影响因素，坚持政府主导与调动社会、个人的积极性相结合，推动人人参与、人人尽力、人人享有，落实预防为主，推行健康生活方式，减少疾病发生，强化早诊断、早治疗、早康复，实现全民健康。第七章第一节"防治重大疾病"指出，冠心病和脑卒中都属于常见的严重影响国民健康的慢性重大疾病。第九章第二节为"发展中医养生保健治未病服务"，要求"大力传播中医药知识和易于掌握的养生保健技术方法，加强中医药非物质文化遗产的保护和传承运用，实现中医药健康养生文化创造性转化、创新性发展"。

为细化落实该纲要，国务院在 2019 年印发了《国务院关于实施健康中国行动的意见》及《健康中国行动（2019—2030 年）》等相关文件。"健康中国行动"提出以"大卫生、大健康"为理念，围绕疾病预防和健康促进两大核心，坚持预防为主、防治结合的原则，针对重大疾病和一些突出问题，聚焦重点人群，实施 15 个重大行动，政府、社会、个人协同推进，建立健全健康教育体系，促进以治病为中心向以健康为中心转变，努力使群众不生病、少生病，提高人民健康水平。其中"心血管疾病防治行动"指出：全国现有高血压患者 2.7 亿、脑卒中患者 1 300 万、冠心病患者 1 100 万。本行动主要针对一般成年人、心脑血管疾病高危人群和患者，给出血压监测、血脂检测、自我健康管理、膳食、运动的建议，提出急性心肌梗死、脑卒中发病的自救措施，并提出社会和政府应采取的主要举措。为保障《健康中国行动（2019—2030年）》的有效实施，还成立了"健康中国行动推进委员会"负责统筹推进、组织实施及检测考核等相关工作。

针对我国脑卒中高发病率高致残率现状，2021年国家启动了"脑卒中防治百万减残工程"。脑卒中，俗称中风，是脑血管病变后产生的脑组织坏死性疾病，一旦发生会引起严重的脑损伤，并可伴随肢体活动、认知等功能障碍，严重影响患者健康，减弱其活动及劳动能力。脑卒中约80%是缺血性脑卒中，因脑动脉狭窄或被血栓阻塞导致脑组织缺血，及时治疗后恢复效果比较好；另外约20%为出血性脑卒中，为脑动脉破裂所致，是脑卒中致死的主要原因。脑卒中的病理基础主要是脑血管病变。随着国人生活水平提高，饮食结构较过去发生了很大改变，动脉粥样硬化和高血压的发病率逐年攀升，且初发病年龄越来越年轻化。目前我国每年有大约250万新发脑卒中患者，并且还在以每年8.3%的比率增加。经过抢救能存活下来的脑卒中患者有50%～80%的致残率，是我国居民新发残疾的头号原因。国家脑卒中防治百万减残工程提出的目标是5年内减少100万因新发脑卒中致残患者。为实施此工程所推荐的关键适宜技术之一是远程缺血适应（RIC）。该技术既能预防又能辅助治疗心脑血管疾病，如果全民推广实施，将有效推进这个目标的达成。

为落实党中央、国务院对全体国民健康的关爱，使广大群众了解这个项目的必要性，几年来各地各级党委及政府多措并举积极行动，在广大民众中进行各种形式的相关科普宣教活动。其中，比较多的是利用网络直播这种大家喜闻乐见的新媒体工具。我校职工便在上级安排下于 2023 年 3 月和 10 月两次观看了题为"关爱生命，救在身边——国家脑卒中防治百万减残工程"的网络直播。为保证宣教效果落实到每个人，要求中途不允许离开，直播结束后需要扫码签到。可见各单位对此类活动是十分重视的。毕竟健康无小事，党和政府如此关心国民健康，而个人自己却不在乎的话，真说不过去。

直播中对两类严重疾病，即心源性猝死和脑卒中的严重后果及防治方法都有介绍，特别是关于脑卒中致残危险。直播主题的后半句话"国家脑卒中防治百万减残工程"重点指出了防治脑卒中、减少每年新增致残数量这个主题；前面的"关爱生命，救在身边"是要求大家学习一些必要的急救技能，如心肺复苏等，以便如果有人在你身边突然发病倒地你知道该怎样及时施救，这主要是针对日渐增多的院外猝死现象。猝死约 80% 以上为心源性，其中又以冠状动脉粥样硬化斑块突发破裂形成血栓后造成急性心肌梗死，诱发恶性心律失常为主要原因。而无论脑卒中或心肌梗死，其根本原因都与相应的供血动脉血管出现病变有关，换句话说，根源都是供血血管损伤。因为心和脑是性命攸关的重要脏器，所以通常被关注的是"心血管疾病"或"脑血管疾病"。此直播 2 h 内把这两类可引起最严重后果的血管疾病防治一并介绍，效率不低。

直播讲座后半部分重点介绍了缺血适应技术的原理及 RIC 对脑、心血管病导致脑卒中或冠心病的良好防治效果。RIC 方法应属于"易于掌握的养生保健技术方法"。直播中介绍的是利用远程缺血适应仪器实施双上臂动脉间断性阻断法。还介绍可以到有此服务项目的医院去做缺血预适应训练。

间断性跪坐缺血适应法（跪坐 RIC）是根据远程缺血适应原理开发出来的可天然实施、简单易行的 RIC 方法。基于人体跪坐姿势自然阻断腘动脉，只要能做到跪坐姿势就可以很方便地自助锻炼，达到与每天使用缺血适应仪相似的效果。几年来，应用此方法的朋友们愈来愈多的正面反馈使我们更相信这个方法的价值。虽然这个方法难以归纳为"中医药非物质文化遗产"，但它毫无疑问属于中国古代跪坐姿势的创新性转化应用。对于泛血管疾病，既能通过跪坐 RIC 日常锻炼的保健作用治未病，也能辅助正规治疗方法改善相关疾病症状。使用此方法锻炼的朋友会发现他们通过简单的跪坐 RIC 训练不仅改善了身体状况，还间接获得了经济效益。当然，因为各种原因不适合跪坐或做不了跪坐姿势的朋友完全可以在合适的肢体上通过其他方式实施 RIC，一样可以达到防治泛血管疾病的目的。跪坐 RIC 可作为缺血适应仪使用的替代或补充，更加经济、便利。

血管质量在人的寿命逐年延长的情况下明显成为人体健康的短板，遗憾的是许多人对此仍然是"事不关己高高挂起"的态度，对"治未病"可预防严重心脑血管疾病发生缺乏足够认识。

以国家之名义提倡强化全民健康教育、提高民众防治心脑血管疾病的意识，高瞻远瞩的国家领导人看待此事的重要性和对国民健康的重视程度可见一斑。当今我国每年因脑卒中新增的超过百万的残疾患者，不仅为患者自己和家庭，也为社会和国家医疗体系带来巨大的经济压力。在全球范围内，每年因脑卒中增加的残疾人数量对所在国家或地区政府也增加了很大社会经济负担。

在一年内数次以科普方式高强度推进落实国家层面的健康促进项目，说明党和政府各级领导真正认识到了其重要意义。从直播界面上看3月那天晚上看直播的人数并不多，从头看到尾的更是少之又少。而10月这次界面显示观众人数比3月时增加了10多倍。主持人介绍每次重播都有更多人关注，说明大家也逐渐意识到了在这个健康问题的解决上，每个人不仅对国家、也当然对自己承担着责任。通过直播学习，人们了解到心脑血管病导致的心肌梗死或脑卒中是一旦发生就少有完全康复的机会。命运可能留下长长的余生让患者去后悔，或者一击致命根本不给人有后悔的机会。也许现代人因为科技快速进步、过于追求完美而太焦虑太忙碌，没有时间去关注健康直到病魔毫不留情突然出现。但是各级政府反复给了科普教育和提醒的机会，我们没有理由置之不理。有人说健康好比是数字1，其他都是后面的0，没有了这个1，后面的0再多也无意义。以实际行动支持国家百万减残工程吧，积极参与到健康中国行动中去，坚持每天施行缺血适应锻炼保护血管健康，这会是利己利人利国家的好事。

参考文献

［1］ 张永巍，刘建民. 加强脑卒中防治，落实国家减少百万新发残疾工程［J］. 第二军医大学学报，2022，43（01）：1-4.

［2］ 刘昶荣. 应对"中风"，为什么需要国家级行动［N］. 中国青年报，2023-07-28（006）.

［3］《中国脑卒中防治报告2021》概要［J］. 中国脑血管病杂志，2023，20（11）：783-793.

［4］ Zhou M, Wang H, Zeng X, et al. Mortality, morbidity, and risk factors in China and its provinces, 1990-2017：a systematic analysis for the Global Burden of Disease Study 2017 [J]. Lancet. 2019; 394 (10204):1145-1158.

[5] Feigin VL, Owolabi MO; World Stroke Organization-Lancet Neurology Commission Stroke Collaboration Group. Pragmatic solutions to reduce the global burden of stroke: a World Stroke Organization-Lancet Neurology Commission[J]. Lancet Neurol. 2023;22(12):1160-1206.

[6] 邹臻杰. 来自脑血管的危险信号:"90 后"正面临中风危机 [N]. 第一财经日报, 2023-10-30 (A01).

[7] 顾天成. 减少新发残疾 心脑血管疾病防治关口前移 [N]. 经济参考报, 2023-12-13 (006).

第二章

各　论

缺血适应对缺血性心脏病的防治作用

　　曾经看到过一个短视频，拍摄的是一个突发心肌梗死的患者被送上救护车前，患者赶来的朋友立即解开自己的领带，间断性用领带紧束患者的上臂进行缺血适应操作，并向其他人解释这样可以迅速调动机体的抗缺氧机制，提高心肌的耐缺氧能力，有利于减轻心脏的损伤。在到达医院急诊室进行常规诊治前，这种反复短暂缺血对于患者是很有帮助的，朋友的行为也得到了急诊科专家的赞扬。后来得知，这位朋友在美国学习时接受过有关缺血适应的理论知识和技术培训，所以在紧急关头可以想到应用。世界著名医学杂志《柳叶刀》早在 2010 年就刊登了相关研究文献，介绍急性心肌梗死患者院前及时使用缺血适应方法可作为血管成形术之前的有效辅助治疗措施。

　　说起缺血性心脏病，先看看为什么心脏里面都是血还容易发生缺血呢？这是因为心脏与血液关系非常密切且有趣：心脏本身是个以推动血液循环流动为主要功能的泵血器官，所以心脏各个腔室内都充盈着血液；而心脏自身不停收缩、舒张也需要血液提供营养和能量，所以心脏组织里面也是富含血管和血液的。

但是心脏天生非常"公私分明"：供应它使用的血并不是直接来自心腔里面的血，也就是说心脏并不会因为运输血液而直接从心腔中调动血液并获取营养，而是像身体的其他器官一样通过专门的供血管道获取自身需要的血液。所以心腔里尽管充满血液并不意味着供应心脏自身的血也多，心脏获取血液的渠道是冠状动脉。

供应心脏营养的血管即为冠状动脉。心脏不舍昼夜勤奋工作需氧量大，对于血液中氧气的利用效率很高，通常可以利用血液中 $65\% \sim 75\%$ 的氧，接近可利用氧的极限。如此一来，当心脏功能增强需要更多氧时，就只有增加血流量这条路比较可行了。要增加血流量必须扩张动脉血管。对于健康的血管来说，弹性好，扩张性强，身体需要时容易增大血管口径，增加血流量。冠状动脉在需要时能够扩张增加血流量的能力叫作"冠脉储备"，正常人在剧烈运动时冠脉血流量可以增加 4 倍以上，运动员可以增加更多达 6 倍。一旦冠脉血管壁弹性降低变硬、扩张能力减弱，在心肌需氧量增加时不能及时增加血液供应，就会产生缺血性心脏病表现，如心绞痛。

心绞痛是冠状动脉粥样硬化性心脏病常见的症状，其发生与心脏的血氧供不应求有关。因此，治疗心绞痛首先应迅速缓解这个供需失衡的矛盾，即减少心肌耗氧量、增加冠状动脉供血量，对于冠状动脉粥样硬化患者还需要抗血小板，抗凝血治疗，降低冠脉血栓形成可能。治疗心绞痛的常用药物如硝酸甘油含片，既能迅速扩张静脉降低回心血量、减轻心脏工作量，进而减少对氧的需求即耗氧量，又可扩张冠状动脉增加缺血区心肌供血量。供求矛盾迅速得到缓解后，心绞痛症状就缓解了。

硝酸酯类是目前治疗心绞痛很常用的药物，硝酸甘油是代表药。19世纪末，诺贝尔发明了硝化甘油炸药，硝酸甘油是其生产原料之一。有位经常心绞痛的工人发现，他只要上班心绞痛就不会发作，并把这种现象告诉了医生。经过研究和观察，医生确认车间的空气中弥漫的硝酸甘油吸入与该患者的心绞痛不发作有关。此后硝酸甘油成为治疗心绞痛的有效药物。诺贝尔晚年也患了心绞痛，但他拒绝使用硝酸甘油治疗，他认为用制造炸药的原料治疗自己的心绞痛是件滑稽和难以接受的事情。

曾经很长时期内，人们对于硝酸甘油作用机理一直不甚明了，直到20世纪80年代，美国科学家发现血管内皮释放的一种物质——一氧化氮可以扩张血管，才解释了硝酸甘油的作用是提供了外源性一氧化氮，从而产生扩张血管作用，因为硝酸酯类药物分子结构中含丰富的硝酸根。小剂量的硝酸甘油对静脉作用强于动脉（平滑肌层数少易扩张），所以使得血液在静脉潴留增加，回到心脏的血液减少，心脏的前负荷下降，心室舒张末期容积减小，室壁肌张力下降而耗氧量减少。另外，由于心肌的供血特点是舒张期供血，当心室舒张时，从外面穿过室壁肌到达心内膜下的冠脉分支受到的挤压程度降低，室壁肌张力降低可以改善心内膜下心肌供血。较大剂量的硝酸甘油还扩张大的冠状动脉分支，特别是动脉间的侧支，使得缺血区心肌血流量增加。但是大剂量的硝酸甘油会舒张全身阻力小动脉，使得血压降低，可能反射性兴奋交感神经，激动心脏，增加耗氧，反而加重心绞痛。因此，使用硝酸甘油治疗心绞痛并非剂量越大越好。需要注意的是硝酸甘油首过消除效应很强，片剂应该舌下含服而非口服。心绞痛时如果舌下含服一片 5 min 后效果不明显，可以再含一片，如此 3 片后仍无效则必须上医院就诊。

缺血性心脏病最常见的病因是冠状动脉粥样硬化，即冠状动脉粥样硬化性心脏病，简称"冠心病"。现已明确动脉粥样硬化是由于血管内皮细胞受损，血浆中脂质侵入内皮下层组织，继而发生血管内膜下的脂质和复合糖类沉积，诱导炎性细胞来清除这些沉积物形成的一种非感染性慢性炎症反应。脂质等沉积物一方面可吸引血管内单核细胞过来吞噬脂质转变为巨噬细胞及泡沫样细胞；另一方面病变部位血管壁中膜里的平滑肌细胞会发生增生及结构改变转换成具有分泌及吞噬功能，也能吞噬脂质变成泡沫样的细胞。泡沫细胞逐渐堆积形成肉眼可见的脂质条纹、脂质斑块直到具有明显纤维帽的粥样斑块，同时血管壁局部变厚且僵硬，失去顺应性或弹性，无法有效扩张增加血流量。

既然冠心病的主要矛盾是血管病变，所以常规治疗方案中无论手术或药物都需要有针对改善血管的措施。介入方法，如冠状动脉内支架植入属于微创手术，可以迅速开通阻塞血管拯救患者生命；另外，心脏搭桥手术也可以用于治疗冠心病，但它是必须开胸的大手术，需取出身体其他部位的血管在阻塞的冠状动脉段两边像搭桥一样连通起来恢复冠脉血流。这两类手术后都需要定期服用保持血管通畅的药物，特别是抗凝药以及其他相关调脂药或降压降糖药等。

缺血适应理论及远程缺血适应技术最开始就是在研究缺血性心脏病的实验过程中发现的。远程缺血适应（RIC）锻炼法以其可靠的保护血管和提高心肌耐缺氧能力的作用在防治缺血性心脏病方面得到了广泛应用。缺血适应不仅可以保护血管内皮细胞的结构和功能，减少脂质等入侵的可能性，它的抗炎作用还可以抑制脂质入侵后导致动脉粥样硬化的炎症反应，从而抑制动脉病变和粥样斑块的形成。对于正常人坚持 RIPC 锻炼可以预防冠状动脉粥样硬化的发生；对于已经确诊的冠心病患者，在常规治疗基础上，坚持每天进行远程缺血适应锻炼除了可抑制动脉粥样硬化形成过程外，对已经形成的粥样斑块会产生逆转效果。因为缺血适应的抗炎作用具有累积效应，长期坚持 RIC 可以使得已经形成的粥样斑块体积缩小甚至消失，增强血管弹性即顺应性。此外，RIC 具有一定程度的抗凝血效果，这对于预防不稳定的粥样硬化斑块意外破裂后形成突发血栓造成心肌梗死或猝死也具有一定价值。

参考文献

［1］Bøtker HE, Kharbanda R, Schmidt MR, et al. Remote ischaemic conditioning before hospital admission, as a complement to angioplasty, and effect on myocardial salvage in patients with acute myocardial infarction: a randomised trial. Lancet. 2010;375(9716):727-34.

［2］Stiermaier T, Jensen JO, Rommel KP, et al. Combined Intrahospital Remote Ischemic Perconditioning and Postconditioning Improves Clinical Outcome in ST-Elevation Myocardial Infarction［J］. Circ Res. 2019;124(10):1482-1491.

［3］Heusch G. Coronary microvascular obstruction: the new frontier in cardioprotection［J］. Basic Res Cardiol. 2019;114(6):45.

［4］Ong SB, Hernández-Reséndiz S, Crespo-Avilan GE, et al. Inflammation following acute myocardial infarction: Multiple players, dynamic roles, and novel therapeutic opportunities[J]. Pharmacol Ther. 2018; 186:73-87.

[5] Zuurbier CJ, Abbate A, Cabrera-Fuentes HA, et al. Innate immunity as a target for acute cardioprotection[J]. Cardiovasc Res. 2019;115(7): 1131-1142.

[6] Davidson SM, Adameová A, Barile L, et al. EU-CARDIOPROT-ECTION COST Action (CA16225). Mitochondrial and mitochondrial-independent pathways of myocardial cell death during ischaemia and reperfusion injury[J]. J Cell Mol Med. 2020;24(7):3795-3806.

[7] Heusch G. Myocardial ischaemia-reperfusion injury and cardioprotection in perspective. Nat Rev Cardiol. 2020;17(12):773-789.

[8] Toldo S, Mauro AG, Cutter Z, et al. Inflammasome, pyroptosis, and cytokines in myocardial ischemia-reperfusion injury[J]. Am J Physiol Heart Circ Physiol. 2018;315(6):H1553-H1568.

[9] Ma F, Liu H, Shen Y, et al. Platelet-derived microvesicles are involved in cardio-protective effects of remote preconditioning[J]. Int J Clin Exp Pathol. 2015;8(9):10832-9.

[10] Rossello X, Yellon DM. The RISK pathway and beyond[J]. Basic Res Cardiol. 2017;113(1):2.

[11] Basalay MV, Mastitskaya S, Mrochek A, et al. Glucagon-like peptide-1 (GLP-1) mediates cardioprotection by remote ischaemic conditioning. Cardiovasc Res. 2016;112(3):669-676.

[12] Rassaf T, Totzeck M, Hendgen-Cotta UB, et al. Circulating nitrite contributes to cardioprotection by remote ischemic preconditioning[J]. Circ Res. 2014;114(10):1601-10

[13] Basalay MV, Davidson SM, Gourine AV, et al. Neural mechanisms in remote ischaemic conditioning in the heart and brain: mechanistic and translational aspects[J]. Basic Res Cardiol. 2018;113(4):25.

[14] Kleinbongard P, Skyschally A, Heusch G. Cardioprotection by remote ischemic conditioning and its signal transduction[J]. Pflugers Arch. 2017;469(2):159-181.

[15] Zwaag J, Beunders R, Warlé MC, et al. Remote ischaemic preconditioning does not modulate the systemic inflammatory response or renal tubular stress biomarkers after endotoxaemia in healthy human volunteers: a single-centre,

mechanistic, randomised controlled trial[J]. Br J Anaesth . 2019;123(2): 177-185.

[16] Rossello X, Yellon DM. The RISK pathway and beyond[J]. Basic Res Cardiol . 2017;113(1):2.

[17] Helseth R, Shetelig C, Andersen GØ, et al. Neutrophil Extracellular Trap Components Associate with Infarct Size, Ventricular Function, and Clinical Outcome in STEMI[J]. Mediators Inflamm . 2019;2019:7816491.

[18] Bonaventura A, Vecchié A, Abbate A, et al. Neutrophil Extracellular Traps and Cardiovascular Diseases: An Update[J]. Cells . 2020;9(1):231.

[19] Andreadou I, Cabrera-Fuentes HA, Devaux Y, et al. Immune cells as targets for cardioprotection: new players and novel therapeutic opportunities[J]. Cardiovasc Res . 2019;115(7):1117-1130.

[20] Kim YH, Kim YS, Kim BH, et al. Remote ischemic preconditioning ameliorates indirect acute lung injury by modulating phosphorylation of IκBα in mice[J]. J Int Med Res. 2019;47(2):936-950.

[21] Jiang Q, Xiang B, Wang H, et al. Remote ischaemic preconditioning ameliorates sinus rhythm restoration rate through Cox maze radiofrequency procedure associated with inflammation reaction reduction [J]. Basic Res Cardiol . 2019;114(3):14.

[22] Zagidullin N, Scherbakova E, Safina Y, et al. The Impact of Remote Ischemic Preconditioning on Arterial Stiffness and Heart Rate Variability in Patients with Angina Pectoris[J]. J Clin Med . 2016;5(7):60.

[23] Xu Y., Yu Q., Yang J., et al. Acute hemodynamic effects of remote ischemic preconditioning on coronary perfusion pressure and coronary collateral blood flow in coronary heart disease. Acta Cardiol[J]. Sin . 2018;34(4):299-306.

[24] Ikonomidis I., Vlastos D., Andreadou I., et al. Vascular conditioning prevents adverse left ventricular remodelling after acute myocardial infarction: A randomised remote conditioning study [J]. Basic Res . Cardiol. 2021;116:1-14.

[25] Epps J., Dieberg G., Smart N. A. Repeat remote ischaemic pre-conditioning for improved cardiovascular function in humans: a systematic review. Int. J. Cardiol[J]. Heart Vasc . 2016;11:55-58.

[26] Rytter N, Carter H, Piil P, et al. Ischemic Preconditioning Improves

Microvascular Endothelial Function in Remote Vasculature by Enhanced Prostacyclin Production [J]. J Am Heart Assoc . 2020; 9 (15): e016017.

2 缺血适应与高血压病的预防和治疗

著名医学杂志《高血压》上发表过一篇文章，名为《慢性远程缺血适应对未用降压药物的轻度高血压：一个多中心随机双盲验证性临床试验》。作者团队通过多中心随机双盲临床试验发现，实施非药物物理疗法，即远程缺血适应，1个月即可有效降低轻度高血压。该研究团队长期致力于使用远程缺血适应技术防治脑血管病的研究，在前期临床研究中发现该技术不仅可以降低已有脑血管病的复发风险，对合并高血压的患者还具有降压作用。然后他们经动物实验证实了该技术能通过调节血管局部肾素血管紧张素活性，减轻炎症反应，改善血管重塑等机制产生降压效果。随后他们开展了针对高血压病的临床双盲对照试验，结果证实了这个技术在轻度高血压和高血压前期人群中的安全性和有效性。这对受困于终生使用降压药物的高血压病患者来讲是个令人高兴的消息。

现在越来越多的人患上了高血压病，发病年龄也呈年轻化趋势。一旦确诊高血压病，多需要终身使用降压药物使血压维持在正常范围内，以降低高血压诱发严重的心脑肾等重要脏器损伤，防治致残、致死性并发症。我国许多患者对高血压病危害认识不足，又担心长期用药会产生不良反应，故存在就诊率低、规律用药率低、有效控制率低等普遍问题，近些年与高血压有密切关联的心肌梗死、脑卒中等重症疾病发病率有逐年上升的趋势，为此，国家在 2016 年发布了《"健康中国 2030"规划纲要》，从 2021 年起多个省市开始了《国家脑卒中防治百万减残工程》及宣教活动。各地政府陆续开展的行动中，主要通过各种方式和渠道向广大民众进行有关健康知识科普宣传。其中远程缺血适应锻炼法被作为国家百万减残工程关键适宜技术被大力推广。除了使用远程缺血适应仪之外，简单易行的间断性跪坐远程缺血适应法为提高人群的依从性提供了另一种可能。

血压如何形成又是如何被调节的？血压过高或低于正常会有什么问题？只需简单起起坐坐的跪坐缺血适应法能防治高血压吗？

我们先来了解正常血压的形成、功能和调节机制。

心脏和血管都是中空的器官，二者共同构成一个密闭的腔道系统以容纳并运输血液，这就是通常所说的心血管系统。除了毛细血管及与其相连的部分微血管可允许特定物质或细胞穿过血管壁进出血液外，此密闭腔体的其他部位都是没有物质交换功能的，只起到运输作用。对血管的命名原则是，引导血液流出心脏的血管是动脉，而使血液流回心脏的血管被称为静脉。

简单描述一下血液在此管腔系统里面的流向：血液从左心室被泵出进入主动脉、各级分支动脉后进入小动脉、细动脉、毛细血管前动脉，然后进入毛细血管，在这里与组织进行物质交换，之后经过毛细血管后静脉、细静脉、小静脉、各级分支静脉回收后进入上下腔静脉流回右心房、右心室，再被右心室泵入肺动脉系统到达肺泡进行气体交换充氧后，经过肺静脉进入左心房、左心室，完成一次循环。

血压是心血管密闭腔内循环流动的血液对血管壁产生的压力经测量得到的数值。当心脏收缩泵血时，血流进入动脉血管对血管壁产生的压力叫收缩压，是血压的高值；当心脏舒张抽血入心室时，测得的血压叫舒张压，是血压的低值。我们通常在手臂部位测得的血压是体循环的动脉压力，反映从左心室泵出的体循环血压。离心脏越远，动脉血压越低，而头皮、大脑皮层、脚趾和手指都属于离心脏远的末梢循环部位，容易产生供血不足。

血压的形成与心脏的收缩力、心血管腔的容积和循环血液量（即有效血容量）这三个因素有关，那么，影响血压高低的因素也就是上述三个因素。任何一方面的因素发生变化都可能引起血压值的改变，而这三种因素受各种内外环境变化的影响几乎时刻都在改变之中，导致人体血压经常性变化。所以我们通常所说的正常血压并非一个固定值，一般是一个大致范围。不难看出，当心血管腔容积变小，或有效血容量增加，或心肌收缩力加强，都可以导致血压升高；反之血压则会降低。

我们分别来看看不同因素对血压的影响。心血管腔的容积方面，心脏的体积一般只有个人的拳头大小，内腔容积 200～250 ml，其变化对总容积影响不大；而血管因为分支多而长，可以收缩或舒张，其管腔的容量变化就大。血管平滑肌细胞是血管的主要结构（如墙中的砖块），一层层以环状或螺旋状围着管腔规律排列。既然属于一种肌组织，表明它们具有收缩和舒张的功能，使血管有一定的弹性或顺应性。当平滑肌细胞收缩时，血管管腔会变细小；舒张时，管腔变粗大。血管粗细的变化会导致心血管腔总容积的显著改变，而血液的量在短时间内不会有大的变化，与血管之间的相互挤压力就随管腔容量改变并引起血压的相应变化。具体说来，血管扩张时，腔体变大与血液相互挤压力减低，血压降低；血管收缩时，血液在缩小的腔体内会增加对血管壁挤压力，血压升高。动脉承受的压力大，平滑肌层数多，管壁比较厚，收缩及舒张的能力比较强，其变化对心血管腔总容量影响最大，与血压高低关系密切；而静脉血管平滑肌层数少，管壁薄，收缩能力相对较弱，对动脉血压影响相对较小。血管平滑肌细胞上有多种受体存在，不同受体的功能状态对血管的收缩或舒张起调节作用。

心脏功能变化对血压的影响主要体现在，如果心肌收缩力加强可使收缩压增高。当运动或焦虑等导致交感神经活性加强时会发生这种情况，所以一些较激烈的游戏或运动会提示高血压、心脑血管疾病患者谨慎参加。

有效血液容量的变化主要对血压的长期调节产生影响。当血液量增加时，正常心血管腔体积就相对变小了，血液对血管壁的压力就会增加，血压升高。那么血液量怎么会增加呢？这就需要了解血液的成分与调节。

血液由无形成分血浆和有形成分血细胞构成。血浆绝大部分是水，其中含有大分子物质，如蛋白质；小分子物质，如电解质、葡萄糖、氨基酸及各种营养性物质及代谢废物等。血浆中的这些物质形成一定程度的渗透压将水分子吸引驻留在血液中。如果人体血浆中的钠离子含量比较高，血浆晶体渗透压升高，被吸引留在血浆中的水就多，血液的量就增加，也就是常说的水钠潴留。食盐的主要成分是氯化钠，因此食用过多的食盐会导致体内钠含量过多，血容量增加血压升高，并且还会通过其他机制使动脉收缩性加强，进一步升高血压。适当吃盐和少吃盐腌制食物是预防和治疗高血压病的有效措施，原因就在这里。

成人理想血压范围通常为收缩压 120 mmHg 及以下，舒张压 80 mmHg 及以下。此外，收缩压也不能过低，一般在 90 mmHg 左右。一方面是因为毛细血管前动脉是最细小的动脉，血压低于 80 mmHg 就难以灌流，造成微循环供血不足发生休克。另外一方面，也与进化为直立行走有关。直立时内脏位置有明显高低错落，不像仍然以四肢同时着地行走为主的其他动物，其心脏与重要脏器几乎在同一水平面。大脑因位置较高，需要比较大的压力才能把血液压上去。所以高个子的人由于脑的"海拔"比较高也需要比矮个子的血压高一些才能维持大脑正常供血，因此矮个子的生理血压可能低于高个子甚至人群平均血压而不一定产生头昏等低血压症状。长颈鹿因为头会抬高至 5 m 甚至更高，所以它的血压是所有动物中最高的，也是类似道理。

正常人的血压可以稳定在一定范围内因为身体对血压有多重调节机制，也就是说当血压明显升高时通过调节可以使血压降低，若血压显著降低，能够使血压升高。概括地讲，血压调节机制可以分为神经调节、体液调节以及神经体液调节几种类型。就神经调节来说，调节血压的主要是自主神经系统。当交感神经兴奋时，心收缩力加强，血管收缩会使血压升高；副交感神经兴奋时则抑制心脏和舒张血管使血压降低。主动脉弓和颈动脉窦两处血管壁上都有调节血压的压力感受结构，与血压的神经反射性调节有关。颈动脉窦位于颈动脉一个分叉处血管壁上，密集分布着感受张力变化的神经末梢。当血压增高，血管壁扩张会牵拉此神经末梢，使其发放减压冲动信号增加，信号传入脑内可加强血管中枢迷走神经活动，导致血管舒张并抑制心脏，使血压下降。如果颈动脉窦受到外界不适当的压力时也会产生类似反应，严重时甚至引起血压骤降和心律失常。血压的神经反射性调节发生较快，属于快速短期调节机制。

体液调节因素则复杂得多，也是维持血压长期稳定的主要机制。其中非常重要的有肾素-血管紧张素-醛固酮系统（RAAS）。该系统通过一系列连环调节过程，对心脏、血管及血容量等三个方面产生直接或间接的影响，进而对血压产生以长期调节为主，也有短期调节效应的血压调节作用。该系统活性增加时，会使血压升高。

自主神经系统对血压的调节具有神经体液调节的特点，因为交感神经系统兴奋时，可以同时激活肾素-血管紧张素-醛固酮这个体液调节系统，对血压产生多方位调节的作用。长期的精神紧张会使得体内这两个系统一直处于活跃状态，是原发性高血压病的重要成因。RAAS可以通过影响尿液的生成，调节体内的电解质含量以改变血容量，影响血压长期调节；也可以通过改变血管紧张素生产量改变血管收缩状态调节血压。

血管的自身调节也对血压的稳定起着重要作用。血管内皮细胞是血管自身调节的主要结构。过去认为，血管内皮细胞只起到内衬作用，20 世纪 80 年代时科学家发现了生理浓度的乙酰胆碱具有内皮依赖性扩张血管作用，自此一系列的研究揭示了内皮细胞的自分泌和旁分泌功能，既能合成释放扩张血管作用的一氧化氮，也能释放可强烈收缩血管平滑肌的内皮素，还释放多种影响血液凝固等生理功能的物质。

既然增高血压可以增加器官灌流，为什么血压高于正常范围也会生病呢？

血压增高超出正常范围虽然会增加器官的血液灌注压、增加毛细血管灌流量，但同时也意味着血管内皮细胞受到的冲刷力加大。血液在血管中流淌，就像河水流急后会加大对于河岸的冲刷力一样，血压过高时血液会加大冲刷力度使内皮细胞受损。内皮细胞一旦受损，不仅会引起管壁组织的修复性炎症反应（为非感染性炎症），使管壁逐渐变厚变僵硬；内皮细胞的屏蔽保护作用和分泌功能也会同时减弱。更糟的是，血脂会通过受损后扩大的内皮细胞间隙侵入到内皮下层或进入平滑肌层并发生氧化变性，引起血管平滑肌增生和泡沫样改变，向管腔内突起形成粥样斑块，使动脉管壁局部更厚，管腔变狭窄且弹性降低，并有斑块破裂形成血栓的隐患，这就是大家熟知的动脉粥样硬化形成的主要机制。因此高血压使内皮损伤后一系列的血管壁变化会进一步导致机体对血压的调节能力降低，是高血压病发病机理之一。

负责心脏供血的冠状动脉以及脑供血动脉都具有离心脏近灌注压高，更容易形成动脉硬化的特点。当这些动脉发生硬化后血管弹性减弱，难以随着脏器对血液的需求量增加而扩张增加血流量；粥样斑块发生破裂，容易使血小板黏附聚集引起血栓形成，阻塞血管造成急性心或脑缺血甚至梗死。在动脉粥样硬化斑块处若发生斑块破裂，则可能导致血液自破口进入动脉中膜和外膜之间，形成临床所称的"动脉夹层"，此夹层一旦破裂会造成严重内出血。动脉粥样硬化后也可能在高血压冲击下形成动脉瘤，破裂出血，是脑血管意外发生的常见原因。这就不难理解血管内皮受损是许多血管病理变化的第一步，而高血压、高血糖都具有损伤血管内皮的作用，是有"三高"者多年后发生多种并发症的病理基础。

高血压的另一重要影响是增加了心脏的后负荷，也就是增加了心脏射血时遇到的阻力或顶推力。就像一个人开门时，门后若有东西顶着，推门必须力气大一些才能推开。左心室收缩射血时需要推开的门就是主动脉瓣。高血压就相当于顶在主动脉瓣后面的物品，阻力变大会使得心室血液推开瓣膜难度增加，心脏每次收缩都必须使出更大的力量才能完成射血任务，久而久之心肌就会发生代偿性肥厚，以增加收缩力量。在早期高血压时，心脏的这种变化的确可以一定程度上增加心肌收缩力，但是长年累月下来，心脏终于有一天会不堪重负而失去代偿能力，表现出心力衰竭症状。所以高血压和充血性心衰往往是一对"难兄难弟"。

高血压病是动脉血压持续高于正常范围后产生的系列临床表现，早期患者可能无任何不适的感觉，甚至直到产生并发症后才去就医确诊。因此，高血压也常常被称为"沉默的杀手"。一般有两种类型，即原发性和继发性高血压病。

继发性高血压通常有明确的病因，去除致病原因后血压便可恢复正常，多数可以治愈，无需终身用药。原发性高血压占高血压病患者的绝大多数，因为找不到明确的发病原因，治疗上多采取对症治疗方法，通过药物将血压控制在正常范围，一旦停药血压会很快反弹回升。为了避免严重并发症的产生，高血压病患者即使没有症状通常也需要终生坚持用药。

　　抗高血压药物主要从形成血压的三因素，即心脏收缩力、血管张力和血容量，以及调节血压的交感神经系统和肾素血管紧张素系统入手，根据患者具体情况给予合适药物治疗。通过抑制心脏功能、扩张血管，或通过利尿药增加体内水盐排出降低有效血容量等作用降低动脉压。坚持用药不但可以减轻高血压引起的头痛、头晕等症状，更大的意义在于预防长期患高血压病后可能产生的严重并发症，如脑卒中、冠心病、心肌梗死、肾衰竭等。常用的抗高血压药物中，β肾上腺素受体拮抗剂如普萘洛尔等，可以抑制心肌收缩力，并抑制中枢交感张力及肾素释放，是高血压伴心率偏快的基础用药。钙通道拮抗剂既可以抑制心肌收缩力，也可以扩张血管降低外周阻力，也是治疗高血压的常用药物。利尿药促使尿液排钠增加，可以降低有效血容量，中效利尿药氢氯噻嗪是基础用药之一。肾素血管紧张素系统抑制药是当今治疗高血压病的主力。其中使用最早的是血管紧张素转化酶抑制剂类，代表药是卡托普利，目前上市的其他普利类药有十余种。部分患者会产生干咳等不良反应（与肺部缓激肽的集聚有关），限制了其应用。其次，是血管紧张素Ⅱ受体拮抗药，如缬沙坦等，降压效果好，不产生普利类的干咳副作用。此外肾素抑制药、阿利克仑、醛固酮受体拮抗药螺内酯、抑制肾素释放的心得安（普萘洛尔）等药物也从不同环节抑制了该系统功能，起到降压作用。其他还有交感神经抑制药如可乐定、利血平，直接扩张血管药硝普钠等。

高血压病的药物治疗原则是有效治疗、终身治疗、平稳降压、针对个体病情用药、优化疗效联合用药。目的是将血压尽量平稳地控制在正常范围内。需要指出的是：有些患者只在自己感觉不适的时候才想起用药，平时则经常忽视医嘱，直到产生严重的心脑血管并发症后果。所以长期坚持用药很重要，否则不规则用药造成血压忽高忽低形成潮汐样变化更容易损伤血管内皮及重要脏器功能。在高血压得到有效控制情况下，高血压患者的生存质量和寿命与正常人无异。

以上介绍了关于正常血压形成与调节，高血压病的危害和常用治疗药物等常识性知识。那么使用缺血适应仪或间断性跪坐缺血预适应法对高血压的防治有什么意义呢？

高血压对血管的基础损伤是高压力的血流强力冲刷血管内皮细胞使其结构受损，这是一种物理效应，因此只有使用抗高血压药物降低了血压才可能减轻这种物理性损伤。由于缺血适应法实施中要多次间断性阻断动脉血流后复灌注恢复血流，在高血压状态下每一次复灌注都会是一次对局部血管内皮细胞的强力损伤性冲刷过程，造成血管内皮损伤。这种损伤引起血管壁组织产生修复性炎症反应，所以对有高血压病的患者采用缺血适应锻炼法，我的第一个要求就是，在血压正常的情况下实施，以避免额外造成血管内皮细胞损伤。有患者可能会说，我的高血压吃药都正常了，为什么还要进行缺血适应性锻炼呢？这是因为高血压状态造成体内动脉血管比较广泛的内皮细胞损伤，削弱了血管的自身调节功能和血管壁对机体神经体液性血压调节措施的反应能力，是导致高血压病发病的恶性循环中的重要一环。低氧环境能诱导机体产生一种抗低氧因子（hSDF-1α）并释放到循环中，启动多种组织产生对随后缺氧的耐受性过程，研究证明这种因子的水平与其血管内皮细胞保护作用及血压降低具有相关性。对缺血预适应早期研究主要关注对心肌的保护作用，发现此作用可持续 3 天。但是其改善血管内皮细胞和微循环功能可以持续到 RIPC 结束后 8 天。每天缺血适应锻炼可以逐渐改善血管内皮细胞及血管壁其他细胞功能，通过一系列机制，包括调节血管局部肾素血管紧张素活性、减轻炎症反应、改善血管重塑等逐渐逆转血管壁病理性结构，缓慢但是有效地改变血管硬化现象，恢复其弹性，改善对机体血压调节机制的敏感性，在一定程度上打断了这个恶性循环，阻断甚至逆转病情进展。其结果是从缓解高血压发病的病理生理机制上得到调节，然后可以逐渐减少抗高血压药物用量，对药物治疗起到很好的辅助效果。

参考文献

［1］Guo W, Zhao W, Li D, et al. Chronic Remote Ischemic Conditioning on Mild Hypertension in the Absence of Antihypertensive Medication: A Multicenter, Randomized, Double-Blind, Proof-of-Concept Clinical Trial ［J］. Hypertension . 2023;80(6):1274-1282.

［2］Gao Y, Ren C, Li X, et al. Ischemic Conditioning Ameliorated Hypertension and Vascular Remodeling of Spontaneously Hypertensive Rat via Inflammatory Regulation［J］. Aging Dis. 2021;12(1):116-131.

［3］Tong XZ, Cui WF, Li Y, et al. Chronic remote ischemic preconditioning-induced increase of circulating hSDF-1α level and its relation with reduction of blood pressure and protection endothelial function in hypertension［J］. J Hum Hypertens. 2019;33(12):856-862.

[4] Jones H, Hopkins N, Bailey TG, et al. Seven-day remote ischemic preconditioning improves local and systemic endothelial function and microcirculation in healthy humans [J]. Am J Hypertens. 2014, 27: 918-925.

[5] Baffour-Awuah B, Dieberg G, Pearson MJ, et al. The effect of remote ischaemic conditioning on blood pressure response: A systematic review and meta-analysis[J]. Int J Cardiol Hypertens. 2021;8:100081.

[6] Epps J., Dieberg G., Smart N.A. Repeat remote ischaemic pre-conditioning for improved cardiovascular function in humans: a systematic review[J]. Int. J. Cardiol. Heart Vasc. 2016;11:55-58.

[7] Madias J. E. Sustained blood pressure lowering effect of twice daily remote ischemic conditioning sessions in a normotensive/prehypertensive subject[J]. Int. J. Cardiol. 2015;182:392-394.

[8] Jones H., Hopkins N., Bailey T.G., et al. Seven-day remote ischemic preconditioning improves local and systemic endothelial function and microcirculation in healthy humans [J]. Am. J. Hypertens. 2014; 27 (7):918-925.

[9] Madias J. E. Sustained blood pressure lowering effect of twice daily remote ischemic conditioning sessions in a normotensive/prehypertensive subject[J]. Int. J. Cardiol. 2015;182:392-394.

[10] Kono Y, Fukuda S, Hanatani A, et al. Remote ischemic conditioning improves coronary microcirculation in healthy subjects and patients with heart failure[J]. Drug Des Devel Ther. 2014;8:1175-81.

[11] Pignataro G, Brancaccio P, Laudati G, et al. Sodium/calcium excha-nger as main effector of endogenous neuroprotection elicited by ischemic tolerance[J]. Cell Calcium. 2020;87:102183.

[12] E. Murphy, C. Steenbergen. Preconditioning: The mitochondrial conn-ection[J]. Annu. Rev. Physiol., 2007, 69:51-67.

[13] B.B. Pond, K. Berglund, T. Kuner, et al. The chloride transporter Na (+)-K (+)-Cl- cotransporter isoform-1 contributes to intra-cellular chloride increases after in vitro ischemia [J]. J. Neurosci. 2006, 26: 1396-1406.

[14] Pilz P.M., Hamza O., Gidlöf O., et al. Remote ischemic perconditioning attenuates adverse cardiac remodeling and preserves left ventricular function in

a rat model of reperfused myocardial infarction[J]. Int . J. Cardiol . 2019; 285:72-79.

[15] Bódi B, Pilz PM, Mártha L, et al. Alterations in ACE and ACE2 Activities and Cardiomyocyte Signaling Underlie Improved Myocardial Function in a Rat Model of Repeated Remote Ischemic Conditioning[J]. Int J Mol Sci . 2021;22(20):11064.

3 心力衰竭与远程缺血适应

　　心力衰竭（心衰）意味着心脏泵血功能严重减弱。泵血主要由心室完成，因此心衰主要是指心室功能的衰竭。根据发生心衰的部位，分为左心衰、右心衰或全心衰。不同心衰的临床表现取决于该心室服务的范围，比如左心衰时，左心室收缩力减弱，心排血量减少使体循环供血不足，表现为各类脏器缺血缺氧症状，如肤色晦暗、乏力等；同时左心室舒张力也减弱、抽吸左心房血液进入量减少，肺循环血不能充分回流到左心而瘀积在肺组织内，出现肺瘀血甚至肺水肿症状，表现为心源性哮喘样呼吸困难，患者强迫性坐位并咳粉红色泡沫样痰等。右心衰则主要表现为体循环瘀血症状，如下肢水肿、肝脾肿大、颈静脉怒张等。早年治疗心衰的原则主要是增强心肌收缩力（强心苷及非苷类强心药）和减轻心脏负担（利尿药、扩张血管药），现在已经认识到心衰刚发生时机体产生代偿性机制引起的神经体液改变反而会加速心衰进程，具有重要的病理生理学意义，于是治疗上就把打断因神经体液调节因素参与形成的恶性循环作为重要治疗策略。循证医学研究表明：使用了抑制交感神经系统和肾素血管紧张素系统功能的药物后（包括 β 受体阻断剂、肾素抑制药、血管紧张素转化酶抑制剂、血管紧张素受体拮抗剂、醛固酮受体拮抗剂等），心力衰竭治疗的效果及预后显著改善，充血性心衰患者的住院率及病死率明显降低，生存质量得到提高。

2014 年，由英国、美国、德国、加拿大、南非等多国心血管病专家组成的团队在《柳叶刀》杂志上发表了关于冠心病和心力衰竭中的心血管重构相关专题研讨文章，详细讨论了高血压、高血脂等始于损伤动脉内皮细胞从而引起冠状动脉粥样硬化性血管重构，继而发生心肌缺血后重构，并逐渐发展为心力衰竭的过程。文章特别指出：血管内皮在高血压时的血流冲击下受到损伤是这一系列病变发生的基础。内皮损伤后形成的粥样硬化斑块在冠脉分支处尤为严重，不仅使血管管腔变狭窄，且斑块容易破裂形成血栓，诱发急性心梗。血管重构致动脉管壁增厚顺应性降低，易于收缩不易舒张，总外周阻力增加致左心后负荷增高；心肌重构后心脏体积增大，收缩力却减弱。因为心脏的收缩肌细胞数量不会再增加，主要是单个细胞体积的肥大。在充血性心衰变大的心脏中，增加的是非收缩性细胞数量，以成纤维细胞为主，它们充斥在收缩性肌细胞之间，不能增加收缩力反而增加了整体心脏的耗氧量，使得心功能降低。这与机体对心脏功能减弱后产生神经体液方面的代偿性调节反应有关。特别是交感神经系统和肾素血管紧张素醛固酮系统功能的代偿性加强，本来旨在增强心肌收缩力，结果却增加了心脏前负荷和后负荷，反而加快了心脏衰竭进度，形成了得不偿失的恶性循环。文章重点提到了远程缺血适应（RIC）对这一系列过程的影响，可能通过影响此过程中的多个环节，对心衰起到辅助性防治作用。如 RIC 对血管内皮细胞的保护作用可以减轻血流冲击造成的内皮细胞损伤；抗炎作用可以减轻甚至逆转动脉粥样硬化病变，抑制血管的重构；对血小板功能的抑制及一定的抗凝作用有利于降低血栓形成可能性等。当然 RIC 的血管内皮细胞保护作用在药物将血压降低到正常范围内会发挥得更好，因此，建议开始使用时仅作为药物治疗的辅助方法。

以上主要提到常见的由高血压等引起的心力衰竭。事实上心力衰竭是多种心血管疾病发展的终末期的共同表现。只要疾病直接或间接影响到心脏组织，使心脏泵血功能发生变化，持续发展下去就有可能出现心力衰竭。形成心衰的病理生理机制有所不同，临床上治疗心衰的策略也不尽一致。如果是单纯机械性因素或结构异常造成的心功能损伤，一般可以直接通过手术解除不适症状，防治心衰。例如，各种先天性心脏病由于心脏或连接心脏的大血管结构异常而持续存在血流动力学异常，导致心脏负荷高于常人，不及时手术修复这些异常结构就会较快发展成心力衰竭，影响寿命。所以这类患者需要在幼儿或适当时期尽早进行手术治疗才好。缩窄性心包炎发展到后来会在心脏外面形成一个盔甲样包壳将整个心脏裹住，使心脏无法有效舒张抽取回心血液，收缩幅度同时受限制导致心排血量减少，产生心衰症状。对此类心衰治疗同样是手术为主。

其他的心衰患者病因可能较为复杂，治疗起来不一定仅靠手术就能解决问题。过去常见的风湿热是由乙型溶血性链球菌感染咽喉部引起，可能引起心脏瓣膜发生变态反应性炎症。如果抗感染等治疗不够彻底使风湿热反复发作，可能心瓣膜逐渐产生纤维化、僵硬、萎缩等病变，随后出现瓣膜狭窄或关闭不全，进而发展成风湿性心脏病，主要发病部位在二尖瓣、三尖瓣或主动脉瓣。心瓣膜关闭不全或狭窄都会引起心脏血流动力学的变化，加大心脏负荷。如二尖瓣关闭不全时，左心室收缩后血液不仅向前推开主动脉瓣进入体循环，还可以向后经过关闭不全的二尖瓣部分返流回左心房，增加左心房血量和压力；左心房血量增加使左心室舒张末期容积（前负荷）增加，而左心房压力增加使肺静脉回流不畅，会继发肺瘀血、肺水肿；肺瘀血又增加了右心室后负荷，成为诱发右心室衰竭的原因之一。对于风湿性心瓣膜病导致的心衰，及早采取抗感染、药物治疗会有一定效果，一旦心瓣膜结构严重受损，则需要手术修整或置换心瓣膜后结合抗心衰药物治疗，方可以获得满意疗效。

严重贫血患者也可能发生心衰。这类患者血液中红细胞及血红蛋白含量降低导致携带氧的能力减弱，需在药物治疗心衰的同时治疗贫血或者输血。导致心衰的心肌疾病主要有病毒性心肌炎、扩张或肥厚型心肌病等。内科治疗以药物治疗为主。对心肌炎性心衰可合用抗炎药缓解心肌炎症，抑制心肌重构，用极化液支持心肌细胞功能等。

除了用药等措施之外，医生还要求心衰患者一定好好休息，尽量减少体力活动或运动。因休息状态下降低了身体对血和氧的需要，心脏比较放松不必过于卖力工作。另外，建议清淡饮食，因为减少盐（氯化钠）的摄入就降低了有效血容量和心脏前负荷，使用利尿药也是为了减轻体内水钠潴留，降低血压减轻心脏负荷。

1986 年缺血预适应理论出现后，以此为基础相继出现了缺血预适应、缺血中适应和缺血后适应、远程缺血适应等应用方法。特别是有关缺血中适应和缺血后适应，尤其是以阻断肢体动脉实施的远程缺血适应技术对多种心血管疾病的治疗性应用可能性，已有不少医学科学家展开了临床转化应用研究。对于心力衰竭，目前认为无论哪种原因导致的心衰大都可以利用 RIC 作为辅助治疗手段，包括缺血适应仪器法和间断性跪坐锻炼法，只要患者没有使用禁忌。首先应用 RIC 后可以增加患者机体对于缺血缺氧的耐受性，降低机体的需氧量和耗氧量，缓解心衰患者缺氧表现；其次，RIC 也降低心脏自身的需氧量和耗氧量，有利于改善心衰症状；此外长期实施 RIC 有保护血管内皮细胞及缓解心血管重构的作用，有利于改善心衰状态下心血管结构与功能；更有利的是该技术无创、不会增加患者体力活动量，除了同时患有出血性疾病或晚期实体肿瘤等禁忌使用外，适合各种不同心衰程度的患者实施，是一种有效的静态血管锻炼方法。

参考文献

［1］ Pryds K., Nielsen R., Jorsal A., et al. Effect of long-term remote ischemic conditioning in patients with chronic ischemic heart failure[J]. Basic Res. Cardiol. 2017;112(6):1-11.

［2］ 杨海娇. 远隔缺血适应联合运动康复对慢性心力衰竭患者的临床研究[D]. 滨州医学院，2022.

［3］ Chen W., Ni J., Qiao Z., et al. Comparison of the clinical outcomes of two physiological ischemic training methods in patients with coronary heart disease[J]. Open Med. 2019;14:224-233.

［4］ Epps J., Dieberg G., Smart N. A. Repeat remote ischaemic preconditioning for improved cardiovascular function in humans: a systematic review[J]. Int. J. Cardiol. Heart Vasc. 2016;11:55-58.

［5］ Kono Y, Fukuda S, Hanatani A, et al. Remote ischemic conditioning improves coronary microcirculation in healthy subjects and patients with heart failure［J］. Drug Des Devel Ther. 2014;8:1175-81.

［6］ Hernández-Reséndiz S, Roldán FJ, Correa F, et al. Postconditioning protects against reperfusion injury in hypertensive dilated cardiomyopathy by activating MEK/ERK1/2 signaling［J］. J Card Fail. 2013, 19:135-146.

［7］ Bódi B, Pilz PM, Mártha L, et al. Alterations in ACE and ACE2 Activities and Cardiomyocyte Signaling Underlie Improved Myocardial Function in a Rat Model of Repeated Remote Ischemic Conditioning［J］. Int J Mol Sci. 2021;22(20):11064.

［8］ Chong J, Bulluck H, Fw Ho A, et al. Chronic remote ischemic conditioning for cardiovascular protection［J］. Cond Med. 2019; 2(4): 164-169.

［9］ Pryds K, Rahbek Schmidt M, Bjerre M, et al. Effect of long-term remote ischemic conditioning on inflammation and cardiac remodeling ［J］. Scand Cardiovasc J. 2019;53(4):183-191.

［10］ Homme RP, Zheng Y, Smolenkova I, et al. Remote Hind-Limb Ischemia Mechanism of Preserved Ejection Fraction During Heart Failure ［J］. Front Physiol. 2021;12:745328.

［11］ Vanezis AP, Rodrigo GC, Squire IB, et al. Remote ischaemic conditioning and remodelling following myocardial infarction: current evidence and future perspectives［J］. Heart Fail Rev. 2016;21(5):635-43.

［12］ Ferdinandy P, Andreadou I, Baxter GF, et al. Interaction of Cardiovascular Nonmodifiable Risk Factors, Comorbidities and Comedications With Ischemia/Reperfusion Injury and Cardioprotection by Pharmacological Treatments and Ischemic Conditioning［J］. Pharmacol Rev. 2023;75(1):159-216.

4 缺血适应对心律失常的影响

通俗地讲，心脏是一个"血泵"，能自动地跳动以抽回静脉血然后泵入动脉并推动血液在心血管腔内循环流动。心脏跳动主要是左右心室同时泵血的结果。心脏为了维持正常泵血功能，首先需要窦房结发出正常电信号指令；其次，此指令能经过心脏内专设供电线路顺利到达每一条心肌；而心肌有正常的结构和功能是心脏收缩完成泵血任务的前提。

当心脏跳动的节律和频率出现异常时，被称为心律失常。心律失常会发生血流动力学改变，影响心脏的泵血功能，严重时会导致患者短时间内死亡。如突发心肌梗死后产生室颤就是心源性猝死主要原因。先来看看心脏为什么能自主跳动，并且需要以一定频率有规律地跳动。

与骨骼肌的正常运动需要人用主观意识控制不一样，心脏是一个非常自律的器官。大脑从不有意识地去指挥心脏的工作，但是心脏每时每刻不分昼夜地自觉工作。心脏能够自己有规律地跳动，这和心脏特殊的结构和电生理学性质有关。

像身体所有的活细胞一样，心肌细胞里面包含有多种生命活动所需的物质，包括必要的电解质，如钠离子、氯离子、钾离子、钙离子和其他离子，通常其浓度在细胞内与细胞外不一样，在膜的一侧浓度高于另一侧，在膜两侧形成浓度差。在这里必须介绍一下细胞和细胞膜，以方便大家理解后面的内容。细胞是人体内最小的功能结构单位。如果把细胞比喻成一间小房子，细胞膜可以说就是房子的外墙，墙上有许多非常小的可开可关的门，这些门包括各种离子通道、转运体等，意味着有些物质进出细胞要经过各种门才行。物质穿过细胞膜的难易程度用通透性这个词表示。

　　细胞膜上存在一种叫钠钾泵（泵是指需要额外供应能量才能打开的门，钠钾泵也叫钠钾 ATP 酶）的离子通道，能将钾离子从细胞外泵入细胞内，导致细胞内的钾离子浓度远高于细胞膜外。在静息状态下，细胞膜对于部分金属离子（主要是钾离子）的通透性比较高，所以部分钾离子在浓度差的驱动下由细胞内穿过细胞膜到细胞外，造成细胞膜内外有了一个外正内负（因为钾离子带正电荷）的电压差，即静息膜电位。当细胞得到神经冲动的信号时，细胞膜电位降低，低到一定程度时细胞膜上的某些电压依赖性的离子通道会开放，特别是膜对于钠离子（或钙离子，也是带正电荷）的通透性增加，而细胞外的钠（钙）离子浓度远高于细胞内，于是大量钠（钙）离子冲入细胞里面，使得细胞内的正电荷猛然增多，细胞内电位由负转正，在细胞膜上产生电流变化，这就是细胞的动作电位，是细胞开始工作的必须前奏。随后经过一系列复杂的恢复性离子跨膜转运过程，细胞膜电位恢复到动作电位产生前的静止状态，为接收下一次神经电信号做好准备。

　　心脏的不同之处就在于有部分细胞不需要接收到神经信号就

能自己产生动作电位（自己发电），并引发心脏的整体收缩。这些细胞叫作自律性细胞，主要分布在一个位于右心房内壁名叫窦房结的组织中。自律细胞的特点是：在细胞膜电位恢复到动作电位产生前的水平，并不是一直处于稳定的静息状态，而是有少量正电荷离子（钠或钙离子）不断通过特定通道进入细胞，使得膜电位逐渐降低。当降低程度达到电压依赖性钙离子通道的阈电位时，就引起钙通道大量开放，随后大量钙离子进入细胞内，细胞膜产生新的动作电位并通过心脏内供电线路传送出去引起一次心跳。也就是说，窦房结的自律细胞会规律性自助发电产生电流，并通过心脏传导通路将电流送达每一个心肌细胞，引起心脏的整体协调收缩。如此循环往复，就形成了心脏的自主搏动。

　　窦房结是统管心脏自主性电活动的总司令，是心脏唯一被允许的起搏点。窦房结自主发出的动作电位经过心房肌引起心房收缩后，传导到位于心房和心室之间的房室结，再通过心室内传导束（房室束）分支到达每一条心室肌纤维，引起各心室所有肌纤维出现功能性协同收缩、泵血，然后舒张开放房室瓣对心房血液产生筒样抽吸作用。心房通过房室瓣与心室相通。依据瓣膜数量不同，左心为二尖瓣，右心称为三尖瓣。房室瓣使得血液只能从心房流进心室而不能逆流，其根部结构为房室环。神奇的是，分隔心房和心室的房室环无导电性，使得房室结成为唯一有效连通心房和心室电活动的结构。如果这条路出现故障导致电信号通行减缓，就会产生房室传导阻滞使心室率减慢。如果在此条通路之外出现了"旁门左道"，就会引起心律失常，如预激综合征。心脏这种产生心跳指令的唯一性和指令传导通路的唯一性特征是维持正常心脏功能的重要前提之一。

当心脏出现缺血、缺氧时，缺氧的心肌会产生结构和功能障碍，细胞膜及膜上的离子通道也会受到影响，不仅改变了正常的细胞电活动，部分受损工作性心肌细胞还会出现自律性，形成异位起搏点。如果这些异位起搏点逃过了窦房结的控制，就会出现各种各样的快速型心律失常表现。在大面积心肌梗死时，致死的主要原因之一就是出现恶性室性心律失常，如室性心动过速、室颤等。当室颤发生时，心室有无数异位起搏点产生，成千上万条心肌分别得到不同来源的电信号，各自收缩起来，不再步调一致。如此一来，心室看似在动却是在蠕动，没有力量将血液推向出口，使心室失去泵血功能，血循环停止。有些药物如果影响到心肌正常电活动，也可能造成心律失常。

心脏能自行规律跳动是维持血液循环的重要前提。如果正常起搏点窦房结的功能障碍导致心率过慢，医生就会给患者安装人工心脏起搏器来代替窦房结发放起搏指令。

心律失常产生的机理主要有心脏自主节律冲动产生和传导的异常。正常心脏自主节律由窦房结发出的频率为每分钟 60～100 次。如果心跳频率超出了这个范围，或窦房结之外的自主节律也参与了心跳的指挥，就属于冲动产生异常。心电冲动传导异常源于传导束或心肌传导性出现问题，有单向传导阻滞或双向传导阻滞等表现。单向传导阻滞可能在心肌中形成折返冲动，产生多发性异位起搏点，与房颤、房扑、室颤等快速型心律失常发生有关。

像其他脏器一样，心脏看起来是一个整体，并且按规律收缩或舒张。事实上，心房和心室各由成千上万个心肌细胞构成，每个细胞可以单独收缩，但是它们不能各自单干，否则就不能齐心合力形成一体性收缩或舒张，反而表现为此起彼伏的蠕动状态，即临床所说的房颤或室颤。特别是室颤会导致心脏失去射血功能，引起患者迅速死亡。房颤虽说不像室颤那样致命，但是心房不能有效收缩，瘀积在其中的血液容易形成血凝块。如果血凝块脱落下来就危险了，左心房凝块会进入体循环发生血栓性疾病，如脑梗死，右心房凝块则进入肺循环引起致命的肺栓塞。心肌缺血或中毒时导致折返冲动形成或者非自律性细胞转变为自律性细胞均可能产生房颤或室颤。所以对于心肌细胞来讲，真正体现出步调一致、团结产生力量的重要性。

心律失常的产生与心脏电生理紊乱有密切关系，而电生理涉及多种离子成分的跨膜转运和离子通道。所以，治疗心律失常的药物大部分属于作用于离子通道的药物。如Ⅰ类药物主要是钠通道阻断剂，Ⅲ类是钾通道阻断剂，Ⅳ类是钙通道阻断剂，只有Ⅱ类药物是肾上腺素 β 受体拮抗剂。鉴于心肌电生理的特殊性及复杂性，这些药物对离子通道的影响很容易产生不良反应。如作用过强就会引起新的心律失常，所以临床应用必须十分谨慎。随着医学科技的迅速发展，心胸微创手术的日益普及为手术治疗心律失常提供了良好的技术支撑，射频消融技术已经在心律失常的治疗中得到了广泛应用。抗心律失常药物应用很大程度上退居次位了，但在手术无效情况下仍必须使用。

缺血适应作为一种非侵入式且能快速起效的心血管障碍干预方法，它对心律失常的影响近年来也得到许多国内外科学家的关注和研究，因为缺血适应时增加的内源性腺苷等物质对心脏节律可以产生一定影响，产生其他的效应也有助于抗心律失常。人工合成腺苷属于抗心律失常药物，静脉注射腺苷注射液可消除快速性心律失常。心脏缺血性疾病，如心肌梗死后最危险的并发症就是恶性心律失常，及时应用远程缺血适应（RIC）方法后，大量循证研究表明可以降低心律失常发生率。机理与增加心肌耐缺氧能力，降低心肌需氧量从而减轻心肌缺血性损伤，以及降低复灌区心肌的再灌注性损伤，保护缺血区心肌细胞，减少心肌细胞死亡数量以及改善心肌传导纤维损伤有关。西方国家将 RIC 技术作为心梗入院前急救措施之一，因为研究表明这样会对后续病情发展、治疗及恢复有显著帮助。即便患者已经因为心梗后发生室颤猝死，在进行心肺复苏同时进行 RIC 也能改善预后，增加苏醒可能。

国内某团队研究了植入心脏起搏器后连续每天实施 RIC 共 12 周对患者房颤负荷的影响，发现第 4 周开始监测到的心房高频率事件已经显著降低，第 12 周时进一步降低，且 12 周之后的心房高频事件依然低于对照组。因此，建议在植入永久心脏起搏器的患者术后常规进行至少 3 个月的 RIC 锻炼，可降低并发房颤的可能性。房颤行射频消融手术前实施 RIC 可降低术后与左心房重构及内皮损伤相关指标值，降低术后早期房颤复发可能。

除了对快速心律失常恢复有帮助，有媒体来源报道：某中年女性体检发现心动过缓，使用缺血适应仪一年后复查心律恢复到每分钟 60 次以上。这表明：缺血适应产生的内源性物质对心脏节律异常具有双向调节作用，既可以抑制缺血性心肌损伤导致的异位节律产生或抑制心动过速性心律失常，也可以使心动过缓者的心率提高到正常范围。因此 RIC 锻炼可以作为心律失常的治疗辅助措施被采用。

参考文献

［1］ Yan Z, Du L, Liu Q, et al. Remote limb ischaemic conditioning produces cardioprotection in rats with testicular ischaemia-reperfusion injury[J]. Exp Physiol. 2021;106(11):2223-2234.

［2］ Kosiuk J, Langenhan K, Stegmann C, et al. Effect of remote ischemic preconditioning on electrophysiological parameters in nonvalvular paroxysmal atrial fibrillation: The RIPPAF Randomized Clinical Trial [J]. Heart Rhythm. 2020;17(1):3-9.

［3］ Kleinbongard P, Gedik N, Kirca M, et al. Mitochondrial and Contractile Function of Human Right Atrial Tissue in Response to Remote Ischemic Conditioning[J]. J Am Heart Assoc. 2018;7(15):e009540.

［4］ Ferko M, Kancirová I, Jašová M, et al. Remote ischemic preconditioning of the heart: protective responses in functional and biophysical properties of cardiac mitochondria[J]. Physiol Res. 2014;63(Suppl 4): S469-478.

［5］ Han R, Liu X, Zheng M, et al. Effect of remote ischemic preconditioning on left atrial remodeling and prothrombotic response after radiofrequency catheter ablation for atrial fibrillation [J]. Pacing Clin Electrophysiol. 2018;41(3):246-254.

5 对外周血管疾病的影响

外周血管疾病一般是指发生于除心脑血管之外的任何血管类疾病的统称，属于泛血管疾病范畴。主要包含以下类型。

动脉系统疾病：包括动脉粥样硬化、脉管炎、动脉血栓、动脉闭塞、动脉瘤、大动脉炎、动脉夹层等。

静脉系统疾病：常见有静脉曲张、静脉血栓、静脉栓塞、静脉炎等。

此外，还有发生于动脉静脉之间的动静脉瘘，这属于结构性病变，需直接手术。

外周动脉性疾病可以发生在大、中或小动脉，以中小动脉多见，如下肢动脉炎性狭窄导致的间歇性跛行常见于长期抽烟的中年人，以男性发病居多；血管自主神经功能紊乱导致的雷诺氏病实际为多发于肢体末端的小动脉功能障碍，女性发病多于男性。近些年随着高血压的发病率增高，大动脉疾病，如主动脉夹层、动脉瘤等时见报道，一旦发生破裂往往为急重症，甚至危及生命，需要紧急手术治疗。

外周动脉血管疾病的病因比较复杂，至今尚未完全明了，外在因素与吸烟、毒物影响、居住环境、营养失调等有关；内在与遗传因素、内分泌激素异常、血管壁免疫性炎症、三高（高血糖、高血脂、高血压）等有关。动脉粥样硬化的发生与脂质代谢、血液黏度异常、血流动力学改变、血管内膜损伤等多种因素有关，在高血压、高血脂基础上更容易产生。如果主动脉部位粥样硬化斑块破裂就会导致血液进入内膜后在中外膜之间形成主动脉夹层、主动脉瘤等急性危重表现。对于严重的外周血管疾病，如动脉夹层、动脉瘤、下肢动脉狭窄、动脉血栓等，治疗上往往以外科手术为主，比如进行血管置换、血管旁路转流术及球囊导管腔内成形术等，也可通过介入手术放置血管支架或行取栓术。

全身动脉的广泛性硬化是不同于动脉粥样硬化的一种动脉疾病，与长期吸烟后尼古丁对血管内皮组织的损害有密切关系，是造成机体广泛性动脉硬化及局部形成狭窄的重要原因。表现为动脉壁中存在不同程度的钙化现象。动脉硬化后弹性下降，局部可表现为管腔逐渐狭窄乃至发展到动脉闭塞，如临床常见的下肢间歇性跛行就与供血动脉严重狭窄有关。治疗上，一般通过重建局部血管，或依赖侧支循环以缓解症状。疗效的维持在于对术后血管的良好保养以避免闭塞复发。新建立的侧支血管和再通血管更容易遭受损害，不注意维护将导致再狭窄、再闭塞，而且一旦再损害，后果则更严重，所以"慎养"血管非常重要。远程缺血适应（RIC）锻炼就是一类非常适合保养血管的静态方法，对心脑血管有效，对外周血管同样有效。

临床研究表明：若连续 4 周每天实施远程缺血适应对间歇性跛行患者有明显改善作用。几个小规模临床试验文献中，研究者报道了 28 天远程缺血适应可延长间歇性跛行开始时间、增加无痛步行总行走距离、缩短发生跛行后恢复正常时间。但仅实施 7 天 RIC 者改善不明显。在此基础上，某德国科研团队 2022 年报道了他们设计的一个较大规模的前瞻性随机对照临床试验方案，拟观察下肢动脉阻塞性疾病患者经过连续 4 周的 RIC 锻炼后相关症状、体征及实验室指标的变化情况，确认 RIC 对下肢动脉阻塞性疾病的疗效。每天重复远程缺血适应（RIPC）锻炼可通过调动机体内在的血管保护机制，不仅改善血管内皮细胞、管壁其他结构与功能及血管自我调节机制，也能改变血管局部及整体的神经-体液性调节机制，逆转血管壁结构包括壁内神经末梢的重构，再配合其他治疗措施，如戒烟及药物治疗后，广泛性动脉硬化及局部狭窄会逐渐得到改善，这可能是其缓解间歇性跛行症状的机制。

　　某中年男性病友患下肢动脉疾病已在某三甲医院大血管外科诊治了数年。他听说间断性跪坐缺血适应（跪坐 RIC）锻炼方法之后，知道对血管性疾病可能有辅助治疗作用，就学习并开始了每天一次跪坐 RIC 锻炼。一段时间后就诊复查，医生惊异于他检查指标的明显改善，询问他近期做了什么别的治疗？当医生听到他关于间断性跪坐缺血预适应法的介绍并查阅相关文献后，肯定了这个方法对此患者的疗效，并决定自己也开始这种简单易行的锻炼。术有专攻尽管医学分支很细，大血管外科的医生尚不知道应用缺血适应法，表明 RIPC 对泛血管疾病的防治作用还远远没有被广泛转化到临床应用层面上。这个局面可能与医学继续教育中很少或没有安排相应教学内容，导致许多专业人员也缺乏相关认知有关。2019 年，我曾经与某地卫生防疫部门慢病防控工作人员交流，谈到"缺血适应"这个概念时，他们都表示是第一次听说。可见对于缺血适应锻炼防治疾病的推广，首先必须让这个概念得到大众认知。

病因及发病机理不清、与自主神经功能紊乱有关的动脉痉挛性疾病，如雷诺氏病等主要通过药物治疗，如 α 肾上腺素受体阻断剂酚妥拉明、盐酸妥拉苏林；钙离子通道阻断剂，硝苯地平缓释片、硫氮卓酮；交感神经抑制药利血平等。因为可能与自身免疫异常有关，部分患者也有配合使用免疫抑制剂治疗。但是总体疗效不理想，反复发作，病程可迁延数年，患者十分痛苦。坚持 RIPC 可改善血管重构，也有可能缓解血管系统的自主神经功能紊乱状态，使肢体等部位末梢循环对外界环境变化，如寒冷等刺激的反应不再过激，逐渐缓解由于末梢血管过度痉挛与过度舒张交替出现导致的皮肤时而苍白疼痛，时而青紫的雷诺氏综合征等表现。患者可选择使用远程缺血适应仪或间断性跪坐缺血适应法进行锻炼。对于手部雷诺氏病患来讲，如果双臂束缚加压的锻炼过程加重手部不适，则可使用主要发生于腿部的跪坐 RIC 方法，这样不会直接扰动手部血管，以免加重不适感，但是保护血管的物质仍然可以通过血液循环到达手部血管产生远程保护效应。如果长期坚持锻炼对此类外周动脉血管疾病会有较好的辅助预防及治疗效果。

糖尿病的并发症主要继发于糖尿病性血管病变。在有效控制血糖的情况下，临床试验显示 RIC 可改善糖尿病患者的血管质量；而没有达到良好血糖控制时，即使连续 12 周的每天自助式 RIC 对糖尿病足部血管也未见改善效果。

RIPC 对于外周静脉性疾病治疗，报道比较多的是预防深部静脉血栓形成。即手术前进行一次肢体的 RIPC 便可有效预防术后静脉血栓形成；长时程临床试验更显示每天重复使用 RIPC 锻炼对血小板及凝血系统的适度抑制效应既可抑制静脉血栓，也可抑制动脉血栓形成。大型临床试验表明：在老年脑血栓患者可明显降低再次栓塞比率。所以建议每天长期伏案工作，或因长途旅行久坐不动的人群，每天将 25 min 的坐姿换成间断性跪坐，即，跪坐 5 min→普通坐 5 min→跪坐 5 min→普通坐 5 min→跪坐 5 min→完成，恢复普通坐姿。如此既不影响工作，顺便锻炼了血管，降低久坐后血流减慢形成静脉血栓的可能性，还保养了全身，何乐而不为呢？

外周静脉疾病中的静脉曲张十分常见，目前关于缺血适应对此病治疗的正式报道比较少。病理生理机制上看，主要是静脉壁薄，平滑肌细胞数量少，血管收缩力弱导致血液瘀滞后管腔扩大，静脉瓣关闭不全导致血液进一步瘀滞致血管扩张更甚，形成恶性循环。如果早期能改善血管自身调节功能，加强血管收缩力，则有可能通过非手术疗法延缓其进展，如使用 RIC 锻炼。但一般患者往往是出现了明显不适症状之后才就医，已经错过了非手术干预的最佳时机，故临床上通常以手术治疗为主。尽管缺血适应将治疗静脉曲张作为推荐使用适应证之一，此项指征尚未见可靠的临床试验报道作为有效循证依据。建议轻度或早期静脉曲张患者可以尝试使用 RIC 并观察效果，重度患者直接寻求手术治疗为妥。

血管炎多为免疫性炎症，以血管壁或血管周围组织炎症伴部分内皮细胞及平滑肌细胞坏死、胶原纤维素样变性为主要病理改变。常见病因包括微生物感染、血清病或药物变态反应等。内皮功能崩溃是其基本特征，在不同部位发生就表现为多种多样的临床表现。RIPC 的主要效应就是保护内皮细胞结构和功能，抑制多种炎症反应，因此在血管炎患者配合应用 RIPC 有可能起到良好的辅助治疗效果。

参考文献

［1］ Balin M, Kıvrak T. Effect of Repeated Remote Ischemic Precondit-ioning on Peripheral Arterial Disease in Patients Suffering from Intermittent Claudication［J］. Cardiovasc Ther. 2019;2019:9592378.

［2］ Ahmed KMT, Hernon S, Mohamed S, et al. Remote Ischemic Pre-conditioning in the Management of Intermittent Claudication: A Pilot Randomized Controlled Trial［J］. Ann Vasc Surg. 2019;55:122-130.

［3］ Delagarde H, Ouadraougo N, Grall S, Macchi L, et al. Remote ischaemic preconditioning in intermittent claudication ［J］. Arch Cardiovasc Dis. 2015;108(10):472-9.

［4］ Kepler T., Kuusik K., Lepner U., et al. The effect of remote ischaemic preconditioning on arterial stiffness in patients undergoing vascular surgery: a randomised clinical trial［J］. Eur. J. Vasc. Endovasc. Surg. 2019;57(6):868-875.

［5］ Hansen CS, Jørgensen ME, Fleischer J, et al. Efficacy of Long-Term Remote Ischemic Conditioning on Vascular and Neuronal Function in Type 2 Diabetes Patients With Peripheral Arterial Disease［J］. J Am Heart Assoc. 2019;8(13):e011779.

［6］ Hummitzsch L, Voelckers L, Rusch M, et al. Repetitive application of remote ischemic conditioning (RIC) in patients with peripheral arterial occlusive disease (PAOD) as a non-invasive treatment option: study protocol for a randomised controlled clinical trial［J］. BMC Cardiovasc Disord. 2022;22(1):353.

［7］ 谷涌泉. 下肢动脉硬化闭塞症的外科治疗 ［J］. 中国血管外科杂志（电子版），2014，6 (02):65-67.

［8］ Chatterjee S. Management of Raynaud's Phenomenon in the Patient with Connective Tissue Disease ［J］. Curr Treat Options Cardiovasc Med. 2010;12(2):185-204.

［9］ Gorog DA, Farag M, Spinthakis N, et al. Effect of remote ischaemic conditioning on platelet reactivity and endogenous fibrinolysis in ST-elevation myocardial infarction: a substudy of the CONDI-2/ERIC-PPCI randomized controlled trial［J］. Cardiovasc Res. 2021;117(2):623-634.

［10］ Przyklenk K, Whittaker P. Ischemic Conditioning Attenuates Platelet-Mediated Thrombosis: A Tale of Reverse Translation［J］. J Cardiovasc Pharmacol Ther. 2017;22(5):391-396.

跪坐 RIC 锻炼改善血管性顽固鼻出血

　　鼻出血是耳鼻喉门诊及生活中经常可以遇到的情况，由于鼻腔周围组织血管破裂后经前鼻孔或鼻腔后面口咽部流出血液。非外伤性鼻出血可能是偶发，也有在一段时期内反复多次发作的；有些人可持续多年反复鼻出血，称为难治性鼻出血，此类患者可能因为多次求医后仍然反复发作，因而感到失望而放弃去医院寻求治疗。鼻出血可以是单侧，也可能是双侧；出血量可多可少，顽固性出血者多为无诱因，表现为反复少量出血，偶尔会大量出血。出血时间有一定规律性，往往在精神紧张，血压升高时出血可能性增加。另外，一年中寒冷季节时因为体表血管收缩导致血压升高而出血较频繁，温暖季出血频率稍低。去医院治疗一般是采取对症治疗方法，如鼻腔内纱布等填塞压迫血管、止血药物使用、鼻内镜下微波或电凝止血或手术结扎血管止血等。因这些方法未能消除病因，故往往只能暂时止血，日后仍不时反复发作，患者心理上也受到折磨。

　　引起鼻出血的原因有多种，大致可分为外因和内因两类。外因，如鼻面部外伤或习惯性挖鼻孔等；内因则多样且复杂，如鼻腔疾病，如结构异常、过敏、炎症或感染、肿瘤或异物刺激等，也可能是全身性疾病的鼻部表现，如血管质量问题、全身性炎症、血液病、肝肾功能不全、气压性损伤、维生素缺乏、白血病甚至女性会发生鼻腔内子宫内膜异位症等；某些影响血液功能的药物，如抗凝药等也可能引起鼻出血。

顽固性鼻出血在排出全身其他疾病及药物影响因素后，多数情况下可能与鼻腔局部或全身性血管质量问题有关，比如小微血管管壁脆性高易破裂。缺血预适应对血管的保护作用良好，可以降低毛细血管脆性，即增加血管弹性。通常血管若脆性高则弹性低，压力大时易破裂出血，弹性大则压力增加时扩张而不易破裂。因此如果鼻出血的原因与鼻腔黏膜或其他鼻组织的血管脆性高有关，那么坚持进行间断性跪坐缺血适应锻炼就会降低全身血管脆性而增加弹性，使血管不易破裂，可应用于改善源于血管质量差、脆性高导致的顽固性鼻出血。

我推荐第一个应用间断性跪坐缺血适应法锻炼的是一位有 30 多年顽固性鼻出血病史的男性。他上中学时开始出现鼻出血症状，由开始的偶发逐渐转变为频发，直到成年后变成冬季每天出血，其他季节每周出血 2~3 次。每次出血量并不多，但是这种难以治愈而反复的出血仍然使他十分困扰且影响健康。在冬季某天他偶然向我询问有无治疗鼻出血的好方法。我仔细询问他的情况后告知他，他的鼻出血可能与鼻黏膜血管质量欠佳有关，可以使用改善血管质量的一种物理性疗法，即缺血适应技术试试。但是此前没有见到使用缺血适应锻炼干预鼻出血的文献报道，所以可能存在一定风险和不确定性。也许是多年来不满意的治疗经历，使他对于远程缺血适应锻炼方法的效果十分期待，表示愿意接受这种新型的方法试一试。在教会他学习如何实施间断性跪坐方法后，他便坚持每天练习 25 min。3 天后，出血量和出血频率开始减少，1 周后就完全没有鼻出血了。他除了感谢外还对此感到非常震惊，认为这么简单的方法，不打针不吃药就这样每天坐坐起起 3 次就解决了困扰他 30 多年的问题，太不可思议了！我解释说：有些"药"其实是隐藏在他自己身体内的，只不过我们通过这个方法把体内的"药"调动出来而已。这种作用其实表明了中医传统认为的"体内自有大药"的观念是有科学依据的，意味着除了免疫系统外，我们身体还有其他可以促进身体疾病修复的适应性机制，也就是有相当强且复杂的自愈机制。

实施一次缺血预适应可以对机体血管系统产生短至 3 h，长至 3 天的保护作用，且有明显累积效应。所以如果连续 3 天以上没有实施的话，血管质量可能又会降至原有状态，对顽固性鼻出血患者而言，就是又有出血的可能。因此最好每天坚持实施，才会避免出血。此患者反馈说好在间断性跪坐法简单易做，每天做是容易坚持下来的。一年多来他坚持实施的结果是没有再发生鼻出血，也没有因为跪坐产生腿、脚或其他不适。反之由于不再鼻出血他的体重有所增加，自觉整体健康状态改善明显。他一再表示这么好的研究成果应该去造福更多的患者。他的健康改善经历也是促使笔者坚持推广此方法的动力之一。

从泛血管疾病的观点来看，间断性跪坐缺血适应锻炼引起的鼻腔局部血管结构和功能改善也意味着身体其他部位的大、小血管会发生同样的变化，包括心、脑等重要脏器的血管。因此，如果坚持锻炼能维持不再鼻出血，也意味着他今后生涯中发生心脑血管病变的可能性将显著降低。

▤ 参考文献

［1］ 宁金梅，赵树波，李爱林，等. 鼻内镜下治疗顽固性鼻出血的方法及预后分析［J］. 中外医疗，2021，40（22）:47-49.

［2］ 陈文军，刘飞，王浦. 双极电凝与微波治疗顽固性鼻出血的临床效果［J］. 浙江创伤外科，2021，26（01）:90-91.

［3］ Rudmik L, Smith TL. Management of intractable spontaneous epistaxis[J]. Am J Rhinol Allergy. 2012;26(1):55-60.

［4］ Maharaj S, Mungul S. Intractable Epistaxis: Looking Beyond the Usual Sites[J]. J Oral Maxillofac Surg. 2020;78(1):108. e1-108. e2.

［5］ Mylonas S, Skoulakis C, Nikolaidis V, et al. Epistaxis Treatment Options: Literature Review[J]. Indian J Otolaryngol Head Neck Surg. 2023;75(3): 2235-2244.

7 缺血适应锻炼对血管性痴呆的改善

随着人年龄增长，机体各方面功能开始走下坡路，大脑功能也逐步降低，一般表现为感觉、感知能力减退，近期记忆力减弱，反应速度减慢等，但是这些改变与年龄增长有比较明确的相关性，属于生理性神经功能衰老的表现，并不能称之为病态。如果脑功能的退化速度显著快于正常生理性衰老，患者就得警惕，及早去就医以判断是否出现了病理性脑功能障碍，比如，是否罹患了阿尔茨海默病。

认知障碍和记忆衰退是各种痴呆症的早期主要表现之一。导致认知功能衰退的原因可能是血管性痴呆、额颞叶痴呆、路易体痴呆或阿尔茨海默病。目前国内外使老年人智力减退的疾病主要是阿尔茨海默病和血管性痴呆症两种。前者发病机制不清，防治措施难以做到有的放矢，虽有一些治疗药物可用但效果欠佳。血管性痴呆症的发生、发展与脑动脉血管病变导致神经细胞营养供应长期不足、出现结构和功能异常等有密切关系，可目前几乎没有有效的治疗方法。但是既然血管性痴呆症发病机理相对比较明确，因此通过改善脑血管结构和功能就有希望预防和缓解血管性痴呆症的症状。

　　脑组织的血液供应具有自己的特色。大脑内存在以血管为中心的神经血管单元（neurovascular unit，NVU），由血管及其供养的神经元和提供支持作用的神经胶质细胞（有星形胶质细胞、小胶质细胞和少突胶质细胞）等构成。位于中央，为神经细胞提供营养的微小血管具有十分重要的地位。鉴于中枢神经系统是人体的总司令部，神经元受侵犯后果严重，因此需要更加严格的保护措施。供养神经元的血管壁因而具有特别的结构，防止不需要或不应该接触脑神经元的物质进入。这种特别的结构被称为血脑屏障，主要由管周细胞与星形胶质细胞、细胞外基质共同形成基底膜包绕在血管内皮细胞外面，形成比较致密且通透性较低的屏障样结构，可以防止病原体及其他大分子或有害物质穿透血管壁进入脑组织内部影响神经元。由于血管性痴呆症的发生与脑内小血管病变后不完全阻塞导致腔隙性脑梗形成、长期慢性大脑血流量减少使 NVU 低血液灌注加速神经细胞退行性变化、血脑屏障崩溃及神经组织炎症有关，而缺血适应（RIC）锻炼理论上能通过改善脑血管结构和功能，减轻 NVU 内微血管阻塞或病变，抑制脑结构和功能的持续衰退性变化，减少腔隙性脑梗形成。国外相关临床试验结果表明：通过长期 RIC 锻炼可以明显增加脑动脉血流量，降低血脑屏障通透性，减轻血管性痴呆症中缺血引起的脑内炎症表现，以及炎症对中枢神经组织的进一步损伤，改善认知功能。因此可能对于血管性早老痴呆有防治效果。有文献认为阿兹海默病的形成早期及进展也有血管衰老因素参与。

　　国内也有类似临床研究结果报道。经过每天 2 次肢体缺血适应（同 RIC）锻炼 6 个月后，实验组的血管性痴呆症患者认知功能改善，同时体内炎症指标降低，与对照组患者比较差异有显著意义。另外的临床研究发现 RIC 也可以抑制血管疾病导致的脑白质侵蚀变化。这些证据均表明 RIC 这种低成本且无创的技术的确可以作为改善血管性痴呆症的保健方法并加以推荐应用。对于没有腿、脚问题的患者，则可推荐使用更方便的间断性跪坐缺血预适应法。

间断性跪坐缺血预适应法对于血管性痴呆更具有预防价值，毕竟中国医学主张"治未病"，如果能够在痴呆症状明显出现之前就积极预防血管病变，可以避免脑血管壁渐进性结构病变出现血管部分性或完全性阻塞，以免脑组织缺血形成腔隙性脑梗死，尽量减少脑细胞数量衰老性或病理性减少及突触功能及结构异常改变，也就避免了日后出现记忆功能降低、认知功能下降等血管性痴呆的严重症状了。

📖 参考文献

［1］ Hess DC, Khan MB, Hoda N, et al. Remote ischemic conditioning: a treatment for vascular cognitive impairment[J]. Brain Circ. 2015;1(2): 133-139.

［2］ Cortes-Canteli M, Iadecola C. Alzheimer's Disease and Vascular Aging: JACC Focus Seminar[J]. J Am Coll Cardiol. 2020;75(8):942-951.

［3］ Malojcic B, Giannakopoulos P, Sorond FA, et al. Ultrasound and dynamic functional imaging in vascular cognitive impairment and Alzheimer's disease[J]. BMC Med. 2017;15(1):27.

［4］ Li C, Wang Y, Yan XL, et al. Pathological changes in neurovascular units: Lessons from cases of vascular dementia[J]. CNS Neurosci Ther. 2021;27(1):17-25.

［5］ Liao Z, Bu Y, Li M, et al. Remote ischemic conditioning improves cognition in patients with subcortical ischemic vascular dementia［J］. BMC Neurol. 2019;19(1):206.

［6］ Ren C, Li N, Li S, et al. Limb Ischemic Conditioning Improved Cognitive Deficits via eNOS-Dependent Augmentation of Angiogenesis after Chronic Cerebral Hypoperfusion in Rats［J］. Aging Dis. 2018;9(5):869-879.

［7］ Mi T, Yu F, Ji X, et al. The Interventional Effect of Remote Ischemic Preconditioning on Cerebral Small Vessel Disease: A Pilot Randomized Clinical Trial［J］. Eur Neurol. 2016;76:28 – 34.

［8］ Ma X, Ji C. Remote Ischemic Conditioning: A Potential Treatment for Chronic Cerebral Hypoperfusion［J］. Eur Neurol. 2022; 85 (4): 253-259.

［9］ Li N, Ren C, Li S, et al. Remote ischemic conditioning alleviates chronic cerebral hypoperfusion-induced cognitive decline and synaptic dysfunction via the miR-218a-5p/SHANK2 pathway ［J］. Prog Neurobiol. 2023;230:102514.

［10］ Xu R, He Q, Wang Y, et al. Therapeutic Potential of Remote Ischemic Conditioning in Vascular Cognitive Impairment ［J］. Front Cell Neurosci. 2021;15:706759.

RIC 对脑卒中的预防和康复辅助

缺血预适应现象最先在心肌缺血相关研究中被发现。通过数年动物实验及人体研究，远程缺血预适应终于以肢体远程缺血适应（RIC）的方式被成功转化为临床应用阶段。其防治心脏缺血性疾病的有效性与安全性被证明后，大家自然会联想到此技术对于其他血管类疾病的干预可能性。既然 RIPC 对心脏的血管病有防治效果，也可以用于脑血管病。泛血管疾病理念及其践行改善了临床上科室过于细分，不利于对血管类疾病统筹治疗的现状。我国已经有很多大型医院成立了血管类疾病专科诊室，除了主要治疗外周血管疾病外，心、脑血管疾病需特殊处理时也可以去这类科室就诊。北京首都医科大学附属宣武医院近些年来在针对脑血管疾病方面的 RIC 应用做了大量研究及推进工作，取得了令国际瞩目的成就。

2021 年，一篇文献报道远程缺血适应对缺血性和出血性脑卒中均有预防和治疗作用。坚持 RIC 锻炼可以改善脑血管质量，甚至逆转脑血管动脉粥样硬化斑块，降低发生脑卒中的可能性；临床试验表明对于急性缺血性脑卒中及后期康复，RIC 均有一定效果。因为 RIC 可以迅速提高脑组织耐缺氧能力，降低脑卒中发生时脑组织因为缺血缺氧造成的损伤程度。对于已经发生缺血性脑卒中的患者，5 h 之内应用 RIC 可以缩小脑组织坏死面积。而发病5 天之后开始使用此方法对于恢复过程的促进并不明显，但是改善血管结构、血液成分和功能的效果仍然存在，有利于防止缺血性脑卒中的再次复发。出血性卒中模型 2 h 后开始使用，连续应用7 天，肢体 RIC 可以加快血肿吸收，明显缩小血肿体积。虽然在出血性卒中患者应用的临床研究相对较少，但是没有出现有人担心的因为 RIC 增加脑血流量而对可能增加出血量的情况。对于中风后康复过程中的老年患者进行连续 300 天每天两次上肢缺血适应锻炼，大大降低了中风复发率（RIC 组 7.9% 比对照组26.7%）。

人成年后血管便像人体其他器官一样开始走向衰老，在衰老过程中有些微小的血管发生病变，如闭塞后并没有显著的临床表现，不一定会引起重视被及时发现。比如人过了 50 岁之后，在做头部 CT 或 MRI 扫描检查时，经常被告知有"腔隙性脑梗"。有的人听到"脑梗"二字就会大惊失色，惶惶不可终日。殊不知这是人类在进入老年后比较普遍的一种颅内影像学改变，属于脑小血管病变的表现。具体来说，是脑部有些深穿入大脑内的小动脉支在机体衰老进程中发生闭塞后，逐渐造成的脑组织缺血性微小梗死灶在越来越精细的影像上留下的不规则形微小腔隙，有些人并无明显临床症状，可能也有部分患者体检发现的。当然，腔隙性脑梗在有高血压、糖尿病等基础性疾病的人出现概率更高，并可能与经常性头昏、头晕等症状有关。RIC 锻炼可以通过对血管结构和功能的保护作用抑制血管病变或衰老过程，减少脑深部穿支小动脉发生闭塞的可能。尽管研究表明成人实施 RIC 后神经系统仍有一定可塑性，脑组织一旦发生死亡是难以完全恢复的，从这个意义上讲，30 岁之后开始 RIC 锻炼有利于改善脑部小动脉的状态，尽量减少腔隙性脑梗产生，降低由此引起更严重脑部疾病的风险。但目前有关 RIC 预防腔隙性脑梗的临床试验或应用文献报道比较少见。

从实施的时间点意义上来看，RIPC 具有预防泛血管病变及降低严重心脑血管疾病发病率的作用。减少脑卒中发病率具有极可观的潜在经济价值和社会价值，虽然患病后应用 RIC 锻炼也有辅助康复效果。RIC 锻炼是一类低成本甚至零成本的预防方法，而心脑血管疾病的治疗无论对于患者个人、家庭或政府医保系统都会产生极大的经济负担。只是在当今普遍重医疗轻预防的倾向下，即使是医疗卫生系统在工作的专业设置上也是以疾病产生后的治疗为重点。几年前，我曾经希望与某市的卫生防疫部门进行缺血预适应项目的科研合作，与慢病科主任谈起来发现他们尚未听说过缺血预适应理论及应用，但是通过交流他们认识到缺血预适应对涉及血管病变的慢性病防治是有意义的。实际上，国家及相关专家早已经认识到脑卒中的危害，在 2016 年制定的《"健康中国 2030"规划纲要》中便对脑卒中提出了慢病防控要求。近几年我国应用 RIC 技术干预脑卒中的研究获得重大成果，国家十部委联合倡导了"脑卒中百万减残工程"，就是举全国之力防治脑卒中，希望 5 年减少 100 万新发脑卒中致残患者。而缺血适应锻炼成为实现这个目标推荐的关键技术。RIC 属于静态锻炼方式，对于老年化社会下心脑血管相关慢病防治工作具有特殊的价值。除了推荐使用缺血适应仪之外，如果间断性跪坐 RIC 也能被广泛推介，该方法将更有效地造福民众社会和国家。对于已经有肢体残障的患者，建议由照护者帮助使用缺血适应仪进行 RIC 锻炼。

参考文献

［1］ Saccaro LF, Aimo A, Emdin M, et al. Remote Ischemic Conditioning in Ischemic Stroke and Myocardial Infarction: Similarities and Differences[J]. Front Neurol. 2021;12:716316.

［2］ Meng R, Asmaro K, Meng L, et al. Upper limb ischemic preconditioning prevents recurrent stroke in intracranial arterial stenosis[J]. Neurology. 2012;79(18):1853-61.

［3］ 黄忠盛，冯宇华，俞学斌. 远隔缺血适应在出血性脑血管疾病中的应用研究进展［J］. 浙江医学，2022，44（23）:2571-2576.

［4］ 安贵良，孙岩，刘子琨，等. 远隔缺血后适应对缺血性脑卒中患者有效性及安全性的研究进展［J］. 中国现代医生，2023，61（07）:96-98＋107.

［5］ 王心颖，丁文婷，高倩，等. 远隔缺血适应治疗对脑卒中复发预防作用［J］. 中国老年学杂志，2019，39（24）:5934-5937.

［6］ 谭念. 远隔缺血预适应训练对缺血性脑卒中患者的脑保护作用［J］. 内科，2023，18（05）:415-418＋426.

［7］ Feng C, Bai X, Xu Y, et al. The 'silence' of silent brain infarctions may be related to chronic ischemic preconditioning and nonstrategic locations rather than to a small infarction size[J]. Clinics (Sao Paulo). 2013;68(3):365-9.

［8］ Wang Y, Meng R, Song H, et al. Remote Ischemic Conditioning May Improve Outcomes of Patients With Cerebral Small-Vessel Disease[J]. Stroke. 2017;48(11):3064-3072.

［9］ Regenhardt RW, Das AS, Lo EH, et al. Advances in Understanding the Pathophysiology of Lacunar Stroke: A Review[J]. JAMA Neurol. 2018;75(10):1273-1281.

［10］ Keevil H, Phillips BE, England TJ. Remote ischemic conditioning for stroke: A critical systematic review ［J］. Int J Stroke. 2023:17474930231191082.

［11］ Wang Q, Wehbe A, Wills M, et al. The Key Role of Initiation Timing on Stroke Rehabilitation by Remote Ischemic Conditioning with Exercise (RICE)［J］. Neurol Res. 2023;45(4):334-345.

［12］ Wang Y, Reis C, Applegate R 2nd, et al. Ischemic conditioning-induced endogenous brain protection: Applications pre-, per- or post-stroke［J］. Exp Neurol. 2015;272:26-40.

［13］ Ganesh A, Smith EE, Hill MD. Remote ischaemic conditioning for stroke prevention［J］. Lancet Neurol. 2022;21(12):1062-1063.

［14］ Krag AE, Blauenfeldt RA. Fibrinolysis and Remote Ischemic Conditioning: Mechanisms and Treatment Perspectives in Stroke ［J］. Semin Thromb Hemost. 2021;47(5):610-620.

［15］ Geng X, Wang Q, Lee H, et al. Remote Ischemic Postconditioning vs. Physical Exercise After Stroke: an Alternative Rehabilitation Strategy? ［J］ Mol Neurobiol. 2021;58(7):3141-3157.

［16］ Jiang B, Wang X, Ma J, et al. Remote ischemic conditioning after stroke: Research progress in clinical study［J］. CNS Neurosci Ther. 2023 Nov 6.

9 烟雾病与缺血适应

烟雾病是依据影像学特征赋予一组脑底动脉血管网异常性疾病的称呼，正式名称为"脑底异常血管网症"或"自发性基底动脉环闭塞症"。此病先发现于日本，也被称为 Moyamoya 病（MMD），意为烟雾样蓬松、模糊迷蒙的样子。主要病理表现是供应大脑血液的大脑动脉环（Willis 环）双侧主支血管的起始部呈现缓慢渐进性狭窄进而闭塞，导致侧支细小血管代偿性增加。如果在脑血管造影术中呈现出颈内动脉末端、大脑前动脉或大脑中动脉起始段狭窄或闭塞，且伴有大量密集出现的小血管影，类似于一团烟雾，可以诊断为烟雾病。

大部分患者早期没有明显临床表现，一般是出现了各类症状，如脑梗死后行血管造影术才被确诊。

烟雾病如果不及早干预会进行性发展，症状越来越严重，出现反复缺血性或出血性脑卒中，并因为大量神经细胞死亡导致认知功能及相应神经功能的逐渐丧失。临床表现为头痛、短暂性脑缺血发作（TIA）、感觉异常、视力改变视野缺损、脑梗、偏瘫、失语、癫痫等缺血性症状或脑出血、头痛、呕吐、意识障碍等出血性症状，严重颅内出血是该病的主要致死原因。

该病多发于儿童和青壮年人群，由于发病原因尚不清楚，所以临床治疗以对症处理为主。多以扩张血管药、抗血栓药，如阿司匹林为主。有颅内出血者则需使用降低颅内压和止血药，严重者需手术止血并清除瘀积血液。外科治疗主要是采用颅内外血管重建手术，目的在于脑组织血运重建及恢复正常脑血流灌注。

缺血适应有良好的血管保护作用，并且可减轻血管重构，是否可以对烟雾病有治疗效果呢？国内外已经有不少学者开展了探索远程缺血适应（RIC）辅助治疗烟雾病的有效性和安全性研究。结果令人振奋。

某医院神经外科对 30 余名暂时不愿接受手术的烟雾病患者进行了为期 1 年的分组对照研究，发现 RIC 组的患者在脑血流灌注、大动脉病变进展延缓等方面表现优于仅采用药物保守治疗的对照组，并降低了相关的脑血管事件发生概率。

RIC 对于该病手术治疗也有辅助效果。国外文献报道在患者进行颞浅动脉-大脑中动脉吻合术的围手术期进行联合型 RIC 干预，即分别在术前实施远程缺血预适应及术后、实施后适应各一次。结果显示：RIC 实验组患者的术后神经类并发症及住院天数均明显低于对照组患者，提示了 RIC 具有良好的辅助效果。

现有多篇文献报道表明，RIC 对于儿童及成人烟雾病均表现出良好的干预效果。除了可改善脑内血管病变外，RIC 提高脑的耐缺氧能力、减轻脑组织对氧的需求，以及抗氧化抗炎等效果，有利于缓解此病导致的脑缺血、缺氧引发的各种并发症，抑制认知功能的降低，提高患者的生存质量。

综上所述，间断性跪坐法 RIC 锻炼，在患者无跪坐禁忌且愿意接受的情况下，可以作为烟雾病一种简单易行、安全有效的辅助干预方法。不适合跪坐者使用市售缺血适应仪进行锻炼可达到一样的疗效。

参考文献

[1] Li S, Zhao W, Han C, et al. Safety and efficacy of remote ischemic conditioning in pediatric moyamoya disease patients treated with revascularization therapy[J]. Brain Circ. 2017;3(4):213-218.

[2] Choi ES, Lee YS, Park BS, et al. Effects of Combined Remote Ischemic Pre-and Post-Conditioning on Neurologic Complications in Moyamoya Disease Patients Undergoing Superficial Temporal Artery-Middle Cerebral Artery Anastomosis[J]. J Clin Med. 2019;8(5):638.

[3] Ding JY, Shang SL, Sun ZS, et al. Remote ischemic conditioning for the treatment of ischemic moyamoya disease[J]. CNS Neurosci Ther. 2020;26(5):549-557.

[4] 赵志军，李丹霞，冯士军，等. 远隔缺血适应与烟雾病治疗的研究进展[J]. 中国医刊，2021，56（01）:28-30.

[5] Xu J, Zhang Q, Rajah GB, et al. Daily Remote Ischemic Conditioning Can Improve Cerebral Perfusion and Slow Arterial Progression of Adult Moyamoya Disease-A Randomized Controlled Study[J]. Front Neurol. 2022;12:811854.

[6] Yang H, Hu Z, Gao X, et al. Safety and efficacy of remote ischemic conditioning in adult moyamoya disease patients undergoing revascularization surgery: a pilot study[J]. Front Neurol. 2023;14:1200534.

10 认知功能在缺血适应锻炼后的变化

认知功能指人在有意识状态下，大脑对客观事物的特征、状态及相互关系的反映和把握，是人获得、储存、转换和使用信息的过程。主要包括感觉、知觉、记忆、注意、思维、推理、联想等方面功能，是人类高级精神活动的表现，具有发展性、多维性、整合性、联想性等特点。

人出生后在不同年龄阶段其认知能力是不同的，孩子随着年龄增长，阅历增加，其认知功能会随之加强，这是认知功能发展性的体现。认知功能通过训练可以得到改进。

当某个体上述功能出现一项或多项损伤的情况，并影响到其日常生活或社会能力时，便可认为是认知障碍，俗称痴呆或失智症。

认知功能障碍可被分为多种类型，大致有生理性衰老、中枢神经系统器质性病变及精神失常性几大类来源。生理性衰老导致认知功能障碍多在 80 岁之后产生，但个体差异很大，也有许多年过百岁仍然保持良好认知功能的老年人。脑器质性病变导致认知功能障碍发生与疾病性质有关，多以 60 岁以上的人群为主，并呈现年轻化趋势，有报道 50 岁左右开始出现认知功能障碍表现的。主要有老年性痴呆（阿尔茨海默病）、血管性痴呆、路易体痴呆（DLB）、额颞叶痴呆（PICK 病）等，占认知功能障碍的绝大部分。血管性痴呆发病率较高，在认知障碍类疾病仅次于阿尔茨海默病，也称缺血性痴呆症。因为脑部外伤、手术、炎性疾病或器质性病变后导致的认知功能障碍也不少见。

研究发现，慢性皮层低血液灌流（CCH）是许多脑部退行性病变中可以见到的表现，会引起一系列脑部病理改变，包括脑细胞死亡增加、自噬功能失调、淀粉样 β 肽（Aβ）积聚、血脑屏障崩溃、血管内皮损伤等，严重影响大脑功能正常发挥。CCH 也是中枢神经衰老和多种认知障碍的主要诱因之一，特别是与血管性痴呆症关系密切。现在认为，阿尔茨海默病的认知障碍也与 CCH 有关，观察发现阿尔茨海默病的特征之一是神经元中大量 Aβ 蛋白沉积。而 CCH 发生的根源就是负责脑组织供血的众多细小动脉在各种因素影响下发生了渐进性损伤或闭塞，导致脑有效供血量不足。

在知道血管很重要却缺乏切实有效保护血管措施的现状下，远程缺血适应（RIC）这种无创且效果确切的血管保护技术受到了国内外相关研究者的重视。由于可以安全地通过在四肢实施缺血适应锻炼改善全身血管质量，RIC 为脑血管及相关脑功能障碍等问题的解决提供了简单有效的非侵入式干预方法。多项动物及人体临床试验研究表明，RIC 对于正常人可以通过改善脑循环的供血能力，增强血管神经元单元（NVU）的功能，而且可以促进额叶皮层脑组织发育，并可能使受认知控制障碍、多动症甚至孤独症等困扰的锻炼者产生向好的转变。对于血管性痴呆患者，长期实施 RIC，随着脑供应血管质量及脑循环中侧支供血血管数量的增加，CCH 状态会得到明显纠正，从而对患者的认知功能产生良好的改善效果。

从动物模型到人体试验，RIC 锻炼对神经的保护和认知功能的影响机制得到了深入探索研究。如有文献报道 RIC 锻炼可改善成年人的学习及运动认知能力。RIC 可调节神经元丝裂原活化蛋白激酶（mitogen-activated protein kinases，MAPK）信号通路，通过降低钙通道表达来维持线粒体和内质网的钙稳态，对钙泵和自由基活性也产生有益的改变。从作用机理研究方面看，众多文献显示 RIC 可改善血脑屏障功能并降低血脑屏障渗漏现象，减少神经元内 Aβ 蛋白沉积的形成，防止神经元死亡，抑制细胞凋亡，减缓脑白质受损，保护内皮功能，降低神经炎症和氧化张力，缩小脑梗死体积，增强受试者的空间学习记忆功能，改善认知缺陷，抑制失智症的进展，等等。对于老年及脑卒中患者，及早使用 RIC 锻炼还可以促使神经元的突触可塑性改变，抑制认知障碍病情进展。

对于衰老性认知功能降低，临床试验观察到 80 岁以上老年人长期实施 RIC 可防止白质高信号进展，改善老年人头痛、眩晕、睡眠障碍和认知功能受损等症状。事实上，在人衰老的过程中，血管衰老是其重要的一环。输送性血管的衰老主要表现为管壁不同程度硬化甚至狭窄，顺应性（弹性）降低，收缩舒张能力减弱，供血储备能力降低。功能性血管如毛细血管可能表现为部分不开放（闭塞）或消失，组织器官中毛细血管数量减少分布密度降低，组织供血及物质交换能力减弱，与组织器官衰老时结构上的生理性萎缩及功能降低有关。RIC 在老年人既然可以改善脑血管结构及脑功能，鉴于远程保护效应的整体性特点，提示对全身其他部位血管同样可呈现出保健性作用，有利于延缓机体血管衰老的进展。

参考文献

［1］ Amorim S, Felicio AC, Aagaard P, et al. Effects of remote ischemic conditioning on cognitive performance: A systematic review［J］. Physiol Behav. 2022;254:113893.

［2］ Cherry-Allen KM, Gidday JM, Lee JM, et al. Remote Limb Ischemic Conditioning at Two Cuff Inflation Pressures Yields Learning Enhancements in Healthy Adults［J］. J Mot Behav. 2017;49（3）: 337-348.

［3］ Wang Y, Meng R, Song H, et al. Remote Ischemic Conditioning May Improve Outcomes of Patients With Cerebral Small-Vessel Disease［J］. Stroke. 2017;48(11):3064-3072.

［4］ Alam A, Hana Z, Jin Z, et al. Surgery, neuroinflammation and cognitive impairment［J］. EBioMedicine. 2018;37:547-556.

［5］ Geng X, Wang Q, Lee H, et al. Remote Ischemic Postconditioning vs. Physical Exercise After Stroke: an Alternative Rehabilitation Strategy? ［J］. Mol Neurobiol. 2021;58(7):3141-3157.

［6］ Wang Q, Kohls W, Wills M, et al. A novel stroke rehabilitation strategy and underlying stress granule regulations through inhibition of NLRP3 inflammasome activation［J］. CNS Neurosci Ther. 2023 Aug 15.

［7］ Cherry-Allen KM, Gidday JM, Lee JM, et al. Remote limb ischemic conditioning enhances motor learning in healthy humans［J］. J Neurophysiol. 2015;113(10):3708-19.

11 RIC 对中枢神经退行性疾病的干预与展望

2022 年，一个国内外联合的专家团队在《神经病学前沿》杂志上发表文章，介绍他们根据已有文献报道资料及在试验研究中得到的良好数据预示远程缺血适应（RIC）对帕金森病的睡眠障碍可能产生良好干预作用，因而设计的一个连续应用 28 天 RIC 锻炼的临床对照试验方案及预期结果。虽然目前尚未见到此临床研究的实验结果相关报道，但预期结果的表述仍然让神经科医师和众多病患看到一线新的希望，可通过此无创且方便的方法调动机体内在修复及保护机制，使此类问题出现好的转归。除了这种疾病之外，阿尔茨海默病、脊髓侧索硬化症（渐冻症）、舞蹈症等也属于神经退行性疾病范畴。由于神经退行性疾病发病原因及机理尚未完全阐明，对此类疾病有效的治疗手段不足，现今的干预措施难以抑制疾病的持续性进展，往往预后较差，对病患的生活质量影响很大，甚至危及生命。若能够找到延缓神经组织退化的保健方法，尽量从治未病理念实施预防或延迟此类疾病的发病时间点，是很有意义的想法。

简单介绍一些关于帕金森病的机制。脑内基底神经节中的黑质区是多巴胺能神经元细胞体集中分布的部位，主要合成多巴胺作为其神经递质。多巴胺经过神经元长长的轴突，即神经纤维，释放到各种相关的功能区，发挥不同的作用。对帕金森病而言，多巴胺与脊髓前角运动神经元的功能调节有关。脊髓前角运动神经元是中枢神经系统指挥骨骼肌随意运动的细胞，来自大脑乙酰胆碱能神经纤维末梢可增强其功能，同时多巴胺能神经纤维末梢可抑制其活动，正常状态下两者维持着精细的平衡，确保骨骼肌运动的精准稳定性。如果多巴胺神经元结构出现故障，如发生退行性病变不能合成足量多巴胺，脊髓前角运动神经元兴奋性得不到足够的制约，就会造成乙酰胆碱能神经的兴奋作用相对增强，天平出现倾斜，导致骨骼肌张力增高，临床上患者表现出静止性震颤、肌肉强直、运动迟缓和共济失调等症状就与此有关。

实验研究发现 RIC 可以抑制黑质致密区功能性多巴胺能神经细胞的减少；在各种原因的视神经节细胞损伤模型中，RIC 可促进视神经节细胞的存活并维持其对睡眠-觉醒循环的调节功能；RIC 可在多种急性或慢性损伤情况下保护视网膜上的视感觉细胞。保护黑质区多巴胺能细胞的作用有助于改善帕金森病的运动障碍；对视力感知及传导相关神经细胞的保护则有利于改善普遍存在于神经退行性疾病中的睡眠问题，特别是白昼睡眠过多的睡眠周期失调现象，改善患者的生存质量。

阿尔茨海默病随着高龄人群数量的增长，其发病也有逐年增加的趋势。研究发现慢性脑低血流灌注（CCH）不仅对血管性痴呆发生、发展起关键作用，也一定程度上促进阿尔茨海默病的进展。因为脑内具有特殊的血管神经元供养关系，其结构基础为神经血管单元（NVU），即一支微血管供养一个神经元及与该神经元有关的几个神经胶质细胞。长期 CCH 状态得不到纠正，脑组织缺血缺氧后各种细胞出现线粒体产能故障，从而引起一系列连锁反应，神经元内 Aβ 淀粉样肽积聚、脑细胞死亡、胶质细胞异常激活，微小动脉功能趋于丧失并释放大量炎症因子，增加脑内炎症和氧化张力、血管壁通透性增高血脑屏障崩溃，进一步加重脑组织损伤，形成恶性循环。然后更多 NVU 丧失功能，总 NVU 数量逐渐减少降低脑功能。如果不打断这个循环，大脑的结构功能将快速受到损失，阿尔茨海默病患者认知能力等会迅速降低，病情持续趋向恶化。

而 RIC 可通过尚在研究中的各种内源性调节机制促进脑内新生血管形成，增加脑供血量，在一定程度上缓解 CCH 状态。增加了供血微小动脉数量后，随着脑供血增加，与 CCH 供血减少脑缺血缺氧有关的各种病理及病理生理性改变会逐渐减弱甚至消失，脑功能逐渐改善。正常成人可以观察到的 RIC 诱导新的神经细胞生成，这种类型的神经可塑性也可能在这些患者脑内出现，使脑结构逐渐向正常方向转变。在 80 岁以上老年人的长达半年每天两次 RIC 的临床试验中，他们中原有认知缺损的状况普遍得到一定程度纠正。实验研究发现：肢体 RIC 也改善 CCH 建模导致的空间记忆和工作记忆受损情况。

对于脊髓侧索硬化症，RIC 训练结果也出现了一些好的苗头。2021 年一个美国医疗团队设计了一个结合物理性手指夹持动作训练和肢体 RIC 锻炼的实验项目，以观察皮质脊髓兴奋性传导是否

受到影响。他们发现联合训练结束后，在 3 个不同组别中，即无
脊髓损伤的人员组、慢性脊髓损伤人员组及脊髓侧索硬化症人员
组中都观察到了皮质脊髓兴奋性传导增强现象。2023 年，他们据
此发表文章，分析比较了重复运动产生的间断性低氧与肢体 RIC
间断性缺血缺氧机理之间的相似性和差别，认为 RIC 对于慢性神
经性故障，如脊髓损伤和脊髓侧索硬化症患者是一种更适合于居
家进行的低成本、易实施的康复锻炼方式，与重复运动产生的间
断性低氧一样可以促使机体生长因子表达和神经可塑性，并改善
运动学习能力。

对于意识清醒且可以跪坐的患者可以采用跪坐 RIC，但对于
有认知障碍者建议由照护者帮助实施。

参考文献

[1] Ji Q, Wang X, Zhao W, et al. Effects of remote ischemic conditioning on sleep complaints in Parkinson's disease-rationale, design, and protocol for a randomized controlled study[J]. Front Neurol. 2022;13: 932199.

[2] Kim B, Mitrofanis J, Stone J, et al. Remote tissue conditioning is neuroprotective against MPTP insult in mice. IBRO Rep. 2018;4:14-17.

[3] Stefani A, Högl B. Sleep in Parkinson's disease[J]. Neuropsychopharmacology. 2020;45(1):121-128.

[4] Gong L, Li H, Yang D, P. et al. Striatum Shape Hypertrophy in Early Stage Parkinson's Disease With Excessive Daytime Sleepiness[J]. Front Neurosci. 2020;13:1353.

[5] Brager AJ, Yang T, Ehlen JC, et al. Sleep Is Critical for Remote Preconditioning-Induced Neuroprotection [J]. Sleep. 2016; 39 (11): 2033-2040.

[6] Ortuño-Lizarán I, Esquiva G, Beach TG, et al. Degeneration of human

photosensitive retinal ganglion cells may explain sleep and circadian rhythms disorders in Parkinson's disease [J]. Acta Neuropathol Commun. 2018;6(1):90.

[7] Liu X, Sha O, Cho EY. Remote ischemic postconditioning promotes the survival of retinal ganglion cells after optic nerve injury[J]. J Mol Neurosci. 2013;51(3):639-46.

[8] Nadeem M, Kindelin A, Mahady L, et al. Remote Ischemic Post-Conditioning Therapy is Protective in Mouse Model of Traumatic Optic Neuropathy[J]. Neuromolecular Med. 2021;23(3):371-382.

[9] Brandli A, Johnstone DM, Stone J. Remote Ischemic Preconditioning Protects Retinal Photoreceptors: Evidence From a Rat Model of Light-Induced Photoreceptor Degeneration[J]. Invest Ophthalmol Vis Sci. 2016;57(13):5302-5313.

[10] Ma X, Ji C. Remote Ischemic Conditioning: A Potential Treatment for Chronic Cerebral Hypoperfusion [J]. Eur Neurol. 2022; 85 (4): 253-259.

[11] Wu YK, Wecht JM, Bloom OE, et al. Remote Ischemic conditioning as an emerging tool to improve corticospinal transmission in individuals with chronic spinal cord injury[J]. Curr Opin Neurol. 2023;36(6):523-530.

12 猝死的防与治

　　随着智能手机的普及和自媒体的兴起，如今的新闻传播速度之快，范围之广，都是十几年前难以想象的。有些过去少有听说的事件也不时出现在新闻中，比如猝死。近年来我国猝死发生呈增加趋势，发生年龄段也明显下移，经常见到 40 岁左右青壮年或十几岁学生猝死的报道。无明显人种和职业差别，甚至有时治病救人的医生也成了猝死的高危人群，不过相对而言，运动性猝死，如马拉松长跑中发生可能性较高。"猝死"是个令人闻之色变的话题，知情者经常有"不久前还活蹦乱跳好好的一个人，怎么说走就走了"的惊讶和惋惜，以及觉得生命无常的惶恐。

　　猝死属于偶发事件，大部分发生在医院外，往往难以预测、发生突然且预后凶险。关于猝死的看法，有人认为结局就是短时间内死亡，如果能救活就不能称为猝死。但是更多学者认为只要看似正常的人突然发生了呼吸、心搏骤停就属于猝死范畴，若经及时心肺复苏施救后是有机会复活的。猝死的病因以心脑血管系统突发异常为多，其中 75%～80% 为心源性发病。资料表明：我国近些年每年大约仅心源性猝死便高达 50 多万人，与美国和欧洲发生概率相仿。

青少年猝死最为令人痛惜！有的发生在睡眠中，有的在运动中或运动后，甚至运动量并不算很大的体能测试也引发了多起猝死悲剧，让人对我国青少年的体质感到担忧。

我们产生将缺血预适应应用于猝死防治的初衷就与体测中发生大学生猝死事件有关。2013 年，某大学男生在体测过程中突发倒地、呼吸心搏骤停。在校医院医生的及时施救下该同学虽恢复了呼吸、心跳，但是自主意识一直难以恢复，呈植物人状态数年后去世。后来陆续看到多起类似报道，深感痛心。于是思考怎样才能预防猝死发生和改善预后？这是看似简单实则非常复杂的涉及社会和历史、医学及技术、文化和信仰、公共卫生与经济等多方面因素的综合性难题。

鉴于猝死发生突然且难以预测，既然心源性猝死占比最高，那么在已发现了冠状动脉问题或有其他血管病变的人群可以通过相应治疗措施预防猝死；而在一般人群中锁定易发个体难度比较大，加之许多人对于死亡相关话题十分忌讳，认为这种低概率事件不会发生在自己身上，因此即使提供相关预防措施，平素自觉健康的人也对此少有感兴趣的，导致针对性预防措施极少且在普通人群中难以推行。所以，目前国内外均将主要方向放在急救措施的改进上，以期提高事发后抢救存活率。如许多城市针对猝死的主要病因心源性猝死在公共场合放置自动体外除颤器（automated external defibrillator，AED）并向广大民众普及使用方法。某市 2021 年刚在地铁站安置了 AED 不久就成功救治了一名心源性猝死患者。另外，加强科普心肺复苏知识与急救技能培训。中国各级省市政府近几年来在智能手机普及的情形下，利用广大群众喜闻乐见的网络直播方式对普通民众进行高频率的健康急救知识科普宣传，获得了一定效果。但即使这样猝死后救治成功率仍然非常低，即便是医疗技术十分先进的国家，猝死导致的死亡率也居高不下。为什么会这样呢？

过去对于死亡的定义主要是心脏停止跳动，但是现在对于死亡的判断主要基于脑功能是否存在，即以脑死亡作为死亡标准。大脑是体内需要血液和氧最多的器官，对缺氧非常敏感，一般人的脑神经组织仅能耐受 4 min 的缺氧状态，所以有猝死急救的黄金 4 min 之说，最好能够在 4 min 内心肺复苏成功。如果猝死发生后的 4 min 内未能恢复有效的呼吸和心跳，脑组织就可能发生难以逆转的功能丧失甚至脑死亡。正是这个原因，在我国猝死后即使心肺复苏成功，能完全清醒出院的人也仅有 26％。因此，对猝死的预防应该好于治疗效果。可由于诸多因素的影响，各国对于猝死能够有效采取的预防措施非常有限。

缺血适应作为一种简单无创的低成本方法，可调动机体内在的抗缺血机制，对于血管相关性疾病良好的预防和治疗效果令人刮目相看。缺血适应方法在不同时间点应用名称稍有区别：动脉血管未完全阻塞者应用为缺血预适应；已有动脉血断流之后应用为缺血中适应；复灌注之前及复灌注早期应用为缺血后适应。

缺血预适应是指在某脏器长期缺血前，反复阻断其动脉血流 5 min 后再灌注，使器官产生对长期缺血的适应性保护作用，在临床实践中难以对心、脑、肾等深部重要脏器加以应用。1992 年之后建立了无创的远程缺血预适应（RIPC）方法，它是通过对四肢等容易实施缺血的身体部位进行缺血适应同时诱发对全身其他血管及远程脏器的保护反应，具有非损伤性、易操作的特点。临床应用后对心脑血管疾病的治疗效果明确，近年来在国际医疗界受到越来越多的重视。随着研究机理的进展，发现缺血预适应的作用范围十分广泛，包括减轻再灌注性损伤、增强机体（整体及各器官组织）对缺血缺氧的耐受力、抗炎症作用、保护和修复血管结构及功能，还有其他正在研究发现的作用等；缺血中适应及后适应也可以减轻再灌注性损伤并提高机体耐缺氧能力。因此RIPC临床应用范围也逐步扩大，比如用于治疗高血压、动脉粥样硬化、冠心病、血管性早老痴呆、抗凝血、抗炎等。

那么，缺血适应对猝死的预防和治疗是否也会有一定的效果呢？上述RIPC作用从理论上讲对于预防猝死发生和降低猝死后死亡率应该有一定辅助效果。

对于猝死的预防作用，缺血预适应机制大致包括几方面：一是能保护血管内皮、血管壁及其他组织，配合其他治疗措施，如抗高血压、降高血糖和高血脂等应用，有防止动脉粥样硬化形成并逆转已形成的粥样硬化斑块作用，与其抗慢性血管炎症反应等有关。这有助于改善冠状动脉质量，增加冠脉储备能力。已确诊冠心病的人经常实施缺血预适应对于延缓冠脉狭窄会有良好辅助疗效，对于冠心病高风险人群则产生预防作用。二是促进心脏内冠脉分支之间以及其他器官，如脑动脉分支之间侧支循环形成，增加动脉细小分支数量和不同动脉分支间交叉供血能力，一旦某动脉分支发生阻塞，血液能经众多侧支血管绕过阻塞部位去补充缺血部位血流量，从而改善器官动脉网的结构及血氧供应效果。

三是提高机体，包括心肌和脑组织在内的耐缺氧能力，即降低组织对氧的需求量，在发生缺血、缺氧后不会轻易出现坏死，可以维持较长时间的正常功能，降低猝死发生可能性及增加猝死后获救时间和机会。特别是缺血预适应可迅速改善细胞内线粒体能量生产和利用，短时间内增强机体耐缺氧能力。吕国蔚等进行的小鼠密闭瓶内耐缺氧实验表明：进行一次缺氧适应后小鼠在同样供氧量环境中的存活时间就延长了 1 倍，连续进行五次缺氧适应后存活时间竟然就延长了 5 倍！由此可见，机体对缺氧的适应能力有多迅速，只是这种能力必须通过缺氧（血）适应的方法才能调动出来。

对猝死的治疗作用主要体现在减轻再灌注性损伤。缺血后适应，即在猝死发生后进行的 RIPC 有助于正常心肺功能的恢复建立，同时减轻心脏、大脑等重要脏器的再灌注性损伤，大大增加患者生存的机会。

猝死发生后当务之急是进行心肺复苏，即行有效体外按压心脏，间以实施口对口人工呼吸，以外力助力心脏泵血及肺充气使血液充氧并循环流动为全身提供含氧的血液，并促使患者恢复自主呼吸和心跳。当心肺复苏成功，一般人认为重新恢复全身供血供氧后，患者不就可以很快恢复健康了吗？但事情远没有这么简单。因为缺血器官恢复含氧血液灌流后其组织细胞会立即产生复杂的氧化应激反应进而出现次发性损伤，通俗称为"缺血再灌注性损伤"，且这种损伤的严重程度可能不亚于开始发生的缺血性损伤，并且血流停止时间越长，后续再灌注损伤会越严重。因此，猝死的救治成功率低，远期预后差。北京地区研究数据显示，仅

24.4%的心跳骤停患者接受了心肺复苏（CPR），5%心脏病因的患者恢复了持续循环，最终仅有不足1%的患者神经功能预后良好。如何减轻缺血灌注后这种次发性损伤是缺血后器官在恢复灌注时应该考虑到的问题。比如，大家熟知的器官移植在器官从供体取出之前及成功嫁接到新的机体后、开通新血流之前都需进行各种减轻再灌注损伤的预适应处理，以提高移植器官的成活率。在猝死发生后全身器官的血液供应都停止了，一旦心肺复苏成功再使血液循环起来整个机体都会难以避免地发生再灌注性损伤。再灌注性损伤与缺血性损伤的叠加会产生更严重的后果。所以，如果在心肺复苏操作开始后就尽早请其他人员配合在患者肢体进行缺血后适应操作，比如，利用领带或毛巾或其他当时能找到的任何条带状物品紧紧束缚上臂或大腿3～5 min后放松3 min，重复此过程3次即可达到一定缺血后适应效果，有利于减轻再灌注性损伤的程度，对保护重要脏器功能将能产生良好的辅助疗效。国外已经开始尝试将缺血后适应常规应用于猝死急救中，我国也有少数研究者关注到这方面的应用。但大范围推广应用仍然需要付出很大的努力和很长时间的尝试观察。

以上分析可以看出，预防性使用（缺血预适应）对猝死防治效果会好于事后应用（缺血后适应）。但是对于普通人应用目前国内外通行的远程缺血适应技术后的观察发现，用血压带束缚上臂或大腿反复加压维持到200 mmHg进行缺血适应的过程会使其感到不适；研究发现每进行一次缺血预适应后，产生的短程保护作用为3 h，而在随后出现的长程保护作用可以持续3天。因此，如果每天进行几十分钟的缺血适应练习，可以使得身体随时处于缺血适应性保护过程中。这意味着需要每天进行练习方能有防猝死效果，而每天被束缚几十分钟对人们有一定的时间负担，不容易坚持下来，尤其那些并无明显疾病的人群通常不会主动考虑应用，依从性较差。

2015 年我们在观察到盘腿坐的健身效果可能包含因阻碍下肢血流产生缺血预适应的机制基础上，发现了能使下肢缺血更完全的跪坐姿势，提出利用间断性跪坐进行天然姿势的缺血预适应设想。此后，在江汉大学大学生科研创新训练平台的支持下，通过体外肌氧测定仪分别观察健康大学生在间断性血压带 200 mmHg 加压束缚大腿条件下和跪坐条件下，5 min 内腓肠肌肌氧含量的变化，发现跪坐姿势可以更迅速降低腓肠肌肌氧含量，更有利于产生缺血预适应。于是建立了以跪坐 5 min 后起坐 5 min，循环进行 3 次的间断性跪坐缺血预适应法。此方法利用宋朝之前中华先人正式使用了数千年的跪坐姿势，在沙发、座椅、床垫、地毯或瑜伽垫等软质平面上均可进行缺血适应锻炼，在起坐 5 min 内可无束缚地自由活动，不占用双臂，可利用看电视、使用手机或任何可坐着处理事务的时间在 25 min 内完成缺血适应训练，对实施者来说没有时间负担，并且几分钟短时间跪坐通常不会产生腿脚麻木等不适。这种便利性有利于增加实施者的依从性，较适用于日常实施，产生对猝死的预防效果。

有人说天天进行跪坐缺血适应会不会有不良反应呢？这个问题有一定道理。在中国古代长达几千年的应用中可以看到，持续跪坐超过 10 min 会导致局部明显的缺血及复灌注损伤使人腿脚不舒服，这也是后来国人放弃跪坐的原因之一。但此方法中一次跪坐时间不超过 5 min，对小腿和脚产生的微弱缺血及再灌注损伤足以激发机体的警惕和产生应对反应而无实质性伤害，大多数人可以适应并接受。临床研究中血压表带充气束缚法 RIPC 应用于患者每天两次连续 300 天无不良反应产生，表明间隔为 5 min 的缺血适应法是安全有效的。另外，作为一种具有医学效果的技术手段，其应用是有适应证的，并非所有人都适合进行缺血预适应，比如处于高血压、高血糖状态的朋友就建议在血糖、血压控制在正常范围之内才实施，否则有可能加重血管内皮细胞的损伤。事实上大部分接受了间断性跪坐方法的朋友在掌握跪坐技巧后都能够坚持下来并获益。

前面提到猝死发生后，经过及时有效的抢救少数人可以幸运的完全恢复意识；有些人自主心跳呼吸可以恢复但是不能恢复意识，呈现植物状态，表明大脑受损严重；还有些人即使短时间恢复呼吸、心跳，但随后反复发生呼吸、心搏骤停最终死亡。那些被成功救治的人难道只是因为幸运吗？ 2020 年有一位 40 多岁平时练习瑜伽的女士不幸突发呼吸心搏骤停，经过 2 h 余抢救后幸运的完全苏醒过来。由此，有人推测，瑜伽锻炼中的跪坐姿势无意产生的缺血预适应增强了她的身体，特别是大脑的耐缺氧能力，很大程度上降低了整个过程中缺氧及复灌注对脑组织的损伤，这也可能是她清醒的原因之一。

▤ 参考文献

［1］ 王志敏，刘军，荀波. 马拉松运动中猝死风险产生原因及防范措施研究现状［J］. 中国运动医学杂志，2023，42（09）:749-756.

［2］ Zhang HF, Li FX, Lei HY, et al. Rising sudden death among anaesthesiologists in China［J］. Br J Anaesth. 2017;119(1):167-169.

［3］ 邢浩然，左惠娟，高海，等. 猝死流行病学特征与危险因素研究进展［J］. 中国循环杂志，2023，38（08）:891-894.

［4］ Zhang S. Sudden cardiac death in China: current status and future perspectives［J］. Europace. 2015;17 Suppl 2:ii14-8.

［5］ Ho AFW, Chong J, Ong MEH, et al. Remote Ischemic Conditioning in Emergency Medicine-Clinical Frontiers and Research Opportunities［J］. Shock. 2020;53(3):269-276.

［6］ 李燕，陈文华，孙凯，等. 无创性延迟肢体缺血预适应对心脏性猝死的预防作用研究［J］. 中国药理学通报，2016，32（11）:1565-1570.

［7］ 施明磊，王沁林. 运动预适应降低心源性猝死发生风险［J］. 当代体育科技，2023，13（14）:16-19.

［8］ Bøtker HE. The Future of Cardioprotection-Pointing Toward Patients at Elevated Risk as the Target Populations［J］. J Cardiovasc Pharmacol Ther. 2020;25(6):487-493.

［9］ Bartlett E, Morse SC, Morse D, et al. Randomized feasibility trial of remote ischemic conditioning to enhance resuscitation（RICE）［J］. Resuscitation. 2023:110003.

［10］ Matsuura TR, Bartos JA, Tsangaris A, et al. Early Effects of Prolonged Cardiac Arrest and Ischemic Postconditioning during Cardiopulmonary Resuscitation on Cardiac and Brain Mitochondrial Function in Pigs［J］. Resuscitation. 2017;116:8-15.

［11］ Bartos JA, Debaty G, Matsuura T, et al. Post-conditioning to improve cardiopulmonary resuscitation［J］. Curr Opin Crit Care. 2014;20(3):242-249.

［12］ Yannopoulos D, Segal N, Matsuura T, et al. Ischemic post-conditioning and vasodilator therapy during standard cardiopulmonary resuscitation to reduce cardiac and brain injury after prolonged untreated ventricular fibrillation［J］. Resuscitation. 2013;84(8):1143-1149.

［13］ Leung CH, Rizoli SB, Trypcic S, et al. Effect of remote ischemic conditioning on the immune-inflammatory profile in patients with traumatic hemorrhagic shock in a randomized controlled trial. Sci Rep［J］. 2023;13(1):7025.

［14］ Riess ML. New Developments in Cardiac Arrest Management［J］. Adv Anesth. 2016;34(1):29-46.

［15］ 欧阳军. 防治结合，远离心源性猝死［J］. 科学之友，2023（12）:56-57.

［16］ 徐玉娇，邓力威，孙蒙恩，等. 健康中国背景下预防大学生运动猝死的理论模式构建［J］. 当代体育科技，2023，13（31）:158-161.

［17］ 张李珍，尹春，李思宇，等. 心源性猝死影响因素的巢式病例对照研究［J］. 中华疾病控制杂志，2023，27（10）:1153-1160.

［18］ 董超. 防猝死，要远离不良生活方式［N］. 保健时报，2023-09-14（001）.

13 间断性跪坐对睡眠的影响

一天，一位同事询问：间断性跪坐锻炼对失眠有效吗？

因为此前着重于研究间断性跪坐 RIPC 对于心血管系统及其相关障碍的作用，知道了它对脑结构和功能有保护作用，但是没有关注其对睡眠这个方面的影响，所以一时不知如何回答。不过，鉴于此锻炼方法的安全性比较好，看到同事期待的样子，于是建议他可以试试，每天锻炼一次看看。

大约 1 个月后，同事见到我高兴地说，这个方法好像有作用呢，睡眠有改善了！我也为同事感到高兴。经历了多年的顽固性失眠，中药、西药、针灸理疗、熏香都试过了，难以奏效，而只是睡觉之前跪坐几分钟再起来，反复几次如此这般就改善了睡眠，同事感觉太不可思议了。

睡眠是大脑维持正常功能必不可少的生理性过程，因此，良好的睡眠质量对维持人们的身心健康很重要，睡眠不良主要是神经系统的问题。一天，看到了一篇发表于 2016 年的国外文献，介绍 RIPC 的促进睡眠作用，并且认为睡眠改进也是 RIC 产生神经保护作用的需求，也就是 RIC 和睡眠改善是一种良性循环关系，此时，我才恍然大悟，看来是自己对各类知识点串联不够，还没有达到活学活用的境界。

睡眠的发生、维持与觉醒机制至今尚未阐明，研究只是发现了有众多的神经递质或调质参与了这些过程。诱导睡眠的物质一般能降低神经细胞的电活动，对中枢神经系统有抑制作用，属于中枢神经抑制剂，比如，内源抑制性物质 γ-氨基丁酸（GABA）、腺苷等。目前临床广泛应用的催眠药——苯二氮䓬类（安定类）就是增强 GABA 的中枢抑制作用而促进睡眠。

腺苷是体内携带能量的物质——三磷酸腺苷（ATP）释放完了能量之后的产物，属于机体内源性活性物质的一种，可以将其比喻为释放了电能的充电电池。当机体消耗大量 ATP 后，中枢神经系统内腺苷浓度增高，腺苷与脑神经细胞膜上的腺苷受体结合增加，就会降低大脑皮层兴奋性，使人产生困意，诱导入睡。睡眠可以看成是大脑重新充电的过程，众多的腺苷在此过程中被加上三个磷酸基重新恢复成含能量的 ATP 后，大脑就充足了电。此时，脑内腺苷浓度已经很低，结合腺苷受体数量减少、对大脑抑制作用减弱。如此一来重新变得活力满满的大脑很容易恢复清醒状态。

咖啡和茶饮料具有提神功能，是因为其中所含的咖啡因结构与腺苷相似，吸收分布进入大脑后，可以与腺苷竞争性结合脑神经细胞膜上的腺苷受体，从而减少了腺苷与受体结合的数量，减弱了腺苷对大脑皮层的抑制作用。这样就消除了睡意，减少了身体疲劳感，大脑变得清醒。

远程缺血适应方法通过人为短暂阻断肢体动脉血管，几分钟后放开血管，恢复血流。在阻断血流的这段时间里，血管壁的各种组织细胞以及血液中的各种成分针对突然产生的血液停止流动的变故，会立即启动应急性反应，产生多种物质并释放进入血液中，力求保护缺血的组织。复灌注后，这些物质随着血液循环到达全身各处，产生适应性保护效应。参与缺血适应保护作用的内源性物质，目前已知的有内啡肽、腺苷、缓激肽等。而在脑内腺苷浓度增加便会诱发睡眠。

这也能解释通为何同事每天坚持睡前实施间断性跪坐能够改善睡眠状况。因为机理大致相同。

需要提醒的是，除了神经器质性病变，如颅脑损伤、颅内占位病变、衰老或神经退行性疾病等，或者长途旅行之后时差变化致生物钟调整伴随的睡眠障碍之外，大多数情况下睡眠障碍发生多少有精神因素的参与，如心中有事盘桓无解、焦虑、抑郁、双向情感障碍等精神心理问题或在参与某些重大事件之前内心不自觉产生的紧张感等，都可能是睡眠障碍的诱因。弄清楚并尽可能祛除导致睡眠障碍的诱因，比单纯使用药物或其他催眠措施可能更为有效。

参考文献

［1］ Reichert CF, Deboer T, Landolt HP. Adenosine, caffeine, and sleep-wake regulation: state of the science and perspectives［J］. J Sleep Res. 2022;31(4):e13597.

［2］ Lazarus M, Chen JF, Huang ZL, et al. Adenosine and Sleep［J］. Handb Exp Pharmacol. 2019;253:359-381.

［3］ Brager AJ, Yang T, Ehlen JC, et al. Sleep Is Critical for Remote Preconditioning-Induced Neuroprotection［J］. Sleep. 2016; 39 (11):

2033-2040.

[4] Wang X, Ji X. Interactions between remote ischemic conditioning and post-stroke sleep regulation[J]. Front Med. 2021;15(6):867-876.

14 放射性损伤与缺血适应的作用

　　恶性肿瘤的主要治疗手段是放射线治疗，特别是确诊为面颈部或颅内低分化型恶性肿瘤时，因为此类肿瘤细胞对放射线敏感性高，故治疗上以放射疗法为主。但受技术等多种原因影响，部分正常脑组织可能会因受到放射线照射，导致20%～40%患者治疗后会产生不良反应，即放射性脑损伤。其他内脏器官的恶性肿瘤如果进行放疗也可能对部分正常组织产生放射损伤性不良反应，如放射性肺损伤、肝损伤、肠损伤及肌损伤等。放射性损伤有急性和慢性两种情况。急性放射性损伤可在治疗数周内发生，慢性放射性损伤则可在肿瘤治愈数年后发生并呈渐进性加重，成为影响患者生存质量的另一健康问题。

　　放射治疗鼻咽部恶性肿瘤后，继发放射性脑损伤的情况比较常见。放射性脑损伤的机理至今没有被完全阐明，可能是放射线对神经细胞的直接破坏作用导致，也可能是继发于放射线损伤了神经元的支持系统细胞（神经血管单元，NVU），如某种神经胶质细胞或血管细胞。文献报道显示，迟发放射性脑病会导致脑内小动脉血管硬化，管腔狭窄甚至闭塞，继而发生脑组织缺血性坏死。实验室研究发现：血管内皮细胞对于放射线十分敏感，动物模型显示血管内皮细胞可呈现明显射线剂量依赖性损伤或凋亡，而同时神经元本身和神经胶质细胞无此种剂量依赖性损伤产生。血管内皮细胞损伤可以使照射部位的毛细血管结构与功能产生进行性病变，导致血脑屏障崩溃，血管数量变得稀少，使神经血管单元产生供血障碍后缺血性坏死，进而出现如认知障碍等症状体征。头颈部放射治疗还是引起颈动脉粥样硬化的独立因素，而颈动脉是脑底动脉环的主要血液来源之一。另外，还伴有组织细胞损伤坏死后机体防疫系统应对处理所导致的炎症反应。

远程缺血适应（RIC）具有血管内皮细胞保护作用，通过采用远程缺血适应方法锻炼，可以抑制放射性血管内皮损伤导致的神经元单位供血障碍，避免出现血脑屏障崩溃状态，进而抑制或减轻神经元缺血性损伤，一定程度上改善由此引起的放射性脑病症状。此外，RIC 的抗炎效应也可降低放射性损伤导致的体内较高水平的炎症状况。但是目前仅有很少几篇相关研究的文献报道相关内容，其中一篇报告在放射治疗前应用缺血预适应可减轻肝细胞损伤等作用。

某位病友因为鼻咽癌接受了放射等综合治疗，效果良好。几年后复查时，影像科医师发现其核磁共振脑片中出现了放射性脑病的影像学表现。但咨询神经内科医师，其表示目前对此尚缺乏有效应对办法。随后每年影像学检查都显示病情在持续进展中，脑组织逐渐出现软化灶，然后患者开始出现神经系统症状，主要为记忆力减退及突发晕厥等表现。后来得知间断性跪坐远程缺血适应（跪坐 RIC）法可能对此有改善效果后，便自愿参与试验性锻炼，并坚持每天进行跪坐 RIC 锻炼。1 年后，影像学显示脑部病变进展有缓解迹象。脑软化灶较前一年体积没有明显增大，边沿不再模糊不清，囊性病灶界限变得清晰，表明脑部病变范围得到了遏制。患者的认知功能障碍也并未继续加重。如此坚持锻炼，并配合使用相关神经保护药物，患者在确诊放射性脑病几年来仍然能够胜任正常日常工作。医生也对此效果也感到不可思议。跪坐 RIC 训练作为一种非药物的、应用方便的无创性物理干预方法，其治疗效果十分令人鼓舞。

文献报道长期 RIC 可有效保护血管内皮结构和功能，抑制血管重构，逆转动脉粥样硬化。对放射治疗引起的其他血管问题，如颈动脉粥样硬化也可能发挥良好的干预作用。

头颈部放射治疗后还有一种常见的不良反应是颞颌关节炎。由于放射线影响了咀嚼肌和颞颌关节，治疗后会诱发颞下颌关节炎。其症状也呈进行性发展，久而久之会导致患者张口受限，难以正常进食。缺血适应的抗炎作用会延缓这种关节炎的发展进而改善关节炎症状。坚持间断性跪坐后患者的张口程度也逐步改善，从而使得饮食等活动基本能够正常进行，提高了患者的生活质量。

对于机体其他部位接受放射治疗后，产生的相应放射性损伤或者不良反应，也与血管受损有关，则该案例应用远程缺血适应方法有效干预具有一定借鉴意义。需要提醒的是，该方法对于尚未有效控制的晚期癌症患者慎用或禁用。

参考文献

［1］ Himmel PD, Hassett JM. Radiation-induced chronic arterial injury［J］.

Semin Surg Oncol. 1986;2(4):225-47.

[2] Mathes SJ, Alexander J. Radiation injury[J]. Surg Oncol Clin N Am. 1996;5(4):809-24.

[3] Shichita T, Ogata T, Yasaka M, et al. Angiographic characteristics of radiation-induced carotid arterial stenosis [J]. Angiology. 2009; 60: 276-82.

[4] Fike JR. Physiopathology of radiation-induced neurotoxicity[J]. Rev Neurol (Paris). 2011;167(10):746-50.

[5] Warrington JP, Ashpole N, Csiszar A, et al. Whole brain radiation-induced vascular cognitive impairment: mechanisms and implications[J]. J Vasc Res. 2013;50(6):445-57.

[6] Wijerathne H, Langston JC, Yang Q, et al. Mechanisms of radiation-induced endothelium damage: Emerging models and technologies [J]. Radiother Oncol. 2021;158:21-32.

[7] Gujral DM, Chahal N, Senior R, et al. Radiation-induced carotid artery atherosclerosis[J]. Radiother Oncol 2014;110:31-8.

[8] Balentova S, Adamkov M. Molecular, Cellular and Functional Effects of Radiation-Induced Brain Injury: A Review[J]. Int J Mol Sci. 2015; 16 (11):27796-815.

[9] Chu C, Gao Y, Lan X, et al. Stem-Cell Therapy as a Potential Strategy for Radiation-Induced Brain Injury[J]. Stem Cell Rev Rep. 2020;16(4): 639-649.

[10] Hahn O, Szijártó A, Lotz G, et al. The effect of ischemic preconditioning prior to intraoperative radiotherapy on ischemic and on reperfused rat liver[J]. J Surg Res. 2007;142(1):32-44.

[11] Wang J, Hauer-Jensen M. Neuroimmune interactions: potential target for mitigating or treating intestinal radiation injury[J]. Br J Radiol. 2007;80 Spec No 1:S41-8.

[12] Shadad AK, Sullivan FJ, Martin JD, et al. Gastrointestinal radiation injury: prevention and treatment[J]. World J Gastroenterol. 2013; 19 (2):199-208.

[13] Makale MT, McDonald CR, Hattangadi-Gluth JA, et al. Mechanisms of radiotherapy-associated cognitive disability in patients with brain tumours [J]. Nat Rev Neurol. 2017;13(1):52-64.

15 远程缺血适应对高原反应的防治作用

西藏很美，是许多人心目中天堂的模样，但不少人因为害怕高原反应不敢前往，走进它的都是克服了恐惧感的勇者。也有人克服了恐惧心理去到了西藏，却真的因为高原反应永远留在了那里。正因如此，美丽的西藏也有蕴含神秘感。

低海拔地区空气的氧含量约为 21%，随着海拔的升高，空气逐渐变得稀薄，氧含量也会相应降低，比如，在均海拔 4 000 多米的青藏高原（高原一般指海拔 2 500 m 以上的地区），其空气中的氧含量只有海平面的 60% 左右。因为在海拔 2 500 m 大气压下，空气中含氧量的降低会使人类动脉氧分压降至 60 mmHg 左右，而人体缺氧的主要病理生理反应都是在动脉氧分压降低到 60 mmHg 以下后才逐渐表现出来。

在高原地区土生土长的人们及其他生物，如牦牛、藏羚羊、藏野驴等，机体能够适应这种氧含量，已经具有耐低氧能力。而在低海拔生长的动物如果忽然间来到青藏高原，身体便会因不适应低氧环境而产生不同程度的缺氧症状，即所谓的高原反应。好在生命在长期的进化过程中形成了良好的适应能力，耐缺氧能力也是可以通过适应过程慢慢增强的，所以在青藏高原生活一段时间后，大部分人的身体可以逐渐适应低氧环境，高原反应症状减轻或消失。但是也有少数人的身体难以适应，出现严重的高原反应症状，甚至肺水肿、脑水肿，严重者可能危及生命。

当空气氧含量降低时，人体通气量增加（呼吸加快加深），这是最早发生的、最明显也是最重要的生理反应。动脉血氧浓度下降会刺激颈动脉体化学感受器，继而增强呼吸中枢兴奋性使每分通气量增加。通气量增加使肺泡内氧含量增加，促进氧向血液中弥散。可是，通气增加的另一个结果是同时使血液中二氧化碳（CO_2）排出增加，血液中 CO_2 浓度降低会改变血液酸碱度，使血液偏于碱性（即呼吸性碱中毒）。血液偏于碱性，有利的方面是可以提高血红蛋白的氧亲和力，使血液携带氧量增加。但是血液偏碱超出一定范围后可以造成中枢神经系统功能失调，表现为头昏、头晕、失眠等，甚至在睡眠时出现周期性呼吸。急性缺氧时为了保证脑的氧供应，机体会代偿性扩张脑血管、增加脑血流量，也是高原缺氧引起头痛的主要原因之一。人体纠正血液偏碱的方法主要通过肾脏排除碳酸氢盐，这一过程一般需要 3 天（72 h）达到平衡。因此，急性高原反应的症状一般在到达高原几小时后出现，3～4 天以后开始有明显好转。

高原造成的缺氧在体力或脑力活动加强时尤其严重，因为在缺氧情况下氧的摄取与供应已经达到了上限，增强的呼吸功能也可能才刚刚满足人体所需，在运动或激动时耗氧增加必然使动脉氧饱和度大幅度下降，加重高原反应。所以，预防急性高原病的一个重要措施就是要限制活动量，不要快走或奔跑，少洗澡，避免剧烈运动和情绪激动。

血液氧分压降低可以引起血管收缩加强。外周动脉收缩加强可能引起血压升高，静脉收缩会使回心血量增加，肺血流量也随之增加。肺动脉在缺氧时也会产生收缩反应，可能产生肺动脉高压，并且整个肺中肺动脉各分支收缩不均匀，即部分肺段区域的肺动脉收缩会强于其他肺区域，造成肺动脉收缩较弱的肺区域动脉血流量增加进而发生充血。充血使局部肺泡毛细血管血流增加，静脉压加大，缺氧也会增强毛细血管通透性，因而导致局部组织液生成增加。如果增加的组织液不能及时被淋巴管吸收回血，就会在肺泡集聚处形成肺水肿，影响到肺换气功能，严重的可造成死亡。

高原反应的另一种可能致命的症状为脑水肿及颅内高压。大脑重量仅占体重的 2％，但是脑耗氧量占到身体总需氧量的 25％。由于脑内能量贮存能力差，对血氧供应有高度依赖性，对缺氧耐受性差，一旦缺氧便容易产生功能障碍。缺氧导致能量利用物质三磷酸腺苷（ATP）生成减少，可发生神经细胞膜电位降低，酸中毒、细胞内钠离子聚集过多形成脑细胞水肿，钙离子过度增高可能引起脑细胞死亡等后果。缺氧时，微小血管及毛细血管通透性增高导致脑脊液产生增加；严重缺氧时颅内血管会扩张，这样能进一步增高颅内压。轻度缺氧时脑功能障碍会表现为头昏、头晕，走路头重脚轻，困乏却失眠或睡不安稳；进而会出现头痛、烦躁、记忆思维能力降低等症状；严重时出现颅内高压则可表现为头痛加重、喷射性呕吐等。

1963 年吕国蔚教授的著名小鼠低氧预适应实验证明，机体在极端缺氧环境下有能力产生快速耐缺氧适应性。后来有研究文献报道：远程缺血预适应（RIPC）可以改善进入高原者的睡眠质量、减轻疲乏感，并改善空间记忆能力，缓解高原反应症状。我们在 2016 年通过实验比较了两种不同阻断下肢血流方式对小鼠是否可产生缺血预适应保护，增强其耐缺氧能力。实验观察了间断性极度屈膝模拟人类跪坐姿势阻断腘动脉，或直接在大腿环绕加压阻断腘动脉两种不同方法，每天实施三轮 5 min 缺血再灌注为一次 RIC，连续实施 7 天后检测耐缺氧情况。结果发现两组分别与对照组比较均显著增强了小鼠耐缺氧能力，且两组间效应强度基本一致。由此表明，极度屈膝或跪坐姿势是可以用于建立远程缺血预适应方法的。后来的临床试验中比较了跪坐时和血压带束缚加压大腿时，腓肠肌肌氧含量的动态变化，两者十分相近，且跪坐时，即刻阻断血流导致血氧值降低更为迅速。据此我们建立了间断性跪坐缺血预适应法。

从理论上讲，RIC 能改善高原反应症状是有依据的。高原反应最严重的表现是肺水肿或脑水肿，其产生与严重缺氧导致的血管内皮结构和功能崩溃后，器官微小血管及毛细血管通透性增高，血浆渗出物增加有关。在进入高原之前 1 周开始实施缺血预适应，从宏观上看可以短时间内迅速提高机体的耐缺氧能力，降低机体对缺氧的敏感性，减少对氧的需求量，保护心、脑等耗氧量较大的器官的功能。从微观上看，可有效增加毛细血管内皮细胞之间的连接蛋白表达，增强血管内皮细胞之间的连接强度，降低到高原后因缺氧导致内皮细胞间缝隙变大，毛细血管通透性增高的可能性，从而减少发生肺水肿或脑水肿的可能性。对于已经出现严重症状的高原反应患者，及时应用 RIC 技术也可以作为辅助治疗措施以减轻不适症状。北京某医院缺血适应研究团队曾经到驻守西藏的部队慰问，给战士们介绍远程缺血适应技术对预防和减轻高原缺氧症状的科普知识，受到好评。该技术也越来越多被喜爱高山运动的人们所认识，提前 1 周开始实施 RIPC 锻炼逐渐成为各种人群进入青藏高原之前必要的防护措施之一。

相比于袖带环绕肢体充气放气的方法，间断性跪坐法 RIPC 会略有优势。因为寒冷情况下人们衣着较厚实，袖带长度有限，包裹在多重衣物外可能难以紧贴皮肤，影响充气加压阻断动脉血流效果。而跪坐时厚的衣裤不大会影响体重对腘动脉的压闭效果，因此能够保证缺血适应效果的产生。此外，在旅行中不必为此增加行李负荷。这种情况下跪坐 RIPC 方法可作为远程缺血适应仪的临时替代应用。

🖿 参考文献

［1］ 潘庆庆，吴玉. 急性高原病的病理生理机制研究进展［J］. 西北国防医学杂志，2017，38（01）：68-70.

［2］ 吕国蔚. 缺氧预适应研究的进展与展望［J］. 生理科学进展，2007，（01）：32-36.

［3］ 朱玲玲，赵名. 高海拔与脑保护［M］. 成都：西南交通大学出版社，2022.

［4］ León-Velarde F, Maggiorini M, Reeves JT, et al. Consensus statement on chronic and subacute high altitude diseases［J］. High Alt Med Biol. 2005；6(2)：147-57.

［5］ 于淼，胡扬. 5 天连续常压低氧预适应减缓急性高原反应效果的研究［J］. 文体用品与科技，2014（21）：81-83.

［6］ Zhong Z, Dong H, Wu Y, et al. Remote ischemic preconditioning enhances aerobic performance by accelerating regional oxygenation and improving cardiac function during acute hypobaric hypoxia exposure[J]. Front Physiol. 2022;13:950086.

［7］ Carod-Artal FJ. High-altitude headache and acute mountain sickness [J]. Neurologia. 2014;29(9):533-40.

［8］ 赵文博. 缺血适应技术与脑血管病防治应用［C］//中国生理学会. 2019 中国生理学会学术年会暨张锡钧基金第十五届全国青年优秀生理学学术论文交流会及第十三届全国青年生理学工作者学术会议论文摘要，2019:1.

［9］ 董俊清，黄岚. 血管内皮功能不全与急性高原病相关性的研究进展[J]. 中国心血管杂志，2013，18（3）:230-232.

［10］ 叶少剑，曾媛，宁明敏，等. 间断性屈膝缺血预适应对小鼠缺氧耐力的影响［J］. 中国应用生理学杂志，2016，32（5）:491-492.

［11］ Lanfranchi PA, Colombo R, Cremona G, et al. Autonomic cardio-vascular regulation in subjects with acute mountain sickness[J]. Am J Physiol Heart Circ Physiol. 2005;289(6):H2364-72.

［12］ Berger MM, Macholz F, Mairbäurl H, et al. Remote ischemic precond-itioning for prevention of high-altitude diseases: fact or fiction?[J]. J Appl Physiol (1985). 2015;119(10):1143-51.

［13］ Li S, Han C, Asmaro K, et al. Remote Ischemic Conditioning Imp-roves Attention Network Function and Blood Oxygen Levels in Unacclimatized Adults Exposed to High Altitude[J]. Aging Dis. 2020; 11(4):820-827.

16 远程缺血适应对糖尿病并发症的影响

　　糖尿病是一类以高血糖为主要表现的代谢综合征，临床分为1型糖尿病和2型糖尿病，其中1型糖尿病是由于胰腺疾病无法分泌足量胰岛素所致，也称胰岛素依赖型糖尿病，这类糖尿病患者人数较少，必须注射胰岛素治疗；2型糖尿病患者前期胰岛素分泌高于正常水平，属于胰岛素相对减少，主要与机体组织细胞对胰岛素产生了耐受现象有关，占到总患者数的绝大部分。治疗上首先需要通过非药物疗法控制饮食总量、改善膳食结构、加强运动锻炼以改善代谢紊乱状况。如果非药物控制无效，就需开始口服降糖药物。若治疗后仍然控制不好血糖，或者胰岛功能开始衰竭，仍然需要注射胰岛素治疗。

　　血液中有多种单糖类物质，葡萄糖是最重要的单糖，因此检测报告上所标的血糖值约定俗成是指血中的葡萄糖水平。葡萄糖等单糖类物质为水溶性，难以自由穿过以脂质为主的细胞膜进入细胞内，需要特殊的载体帮助才能实现跨膜转运。胰岛素会增加细胞膜上转运葡萄糖的载体数量，使葡萄糖进入细胞内增加，增加葡萄糖利用和合成糖原储存，并减少糖异生，结果降低了血液中葡萄糖浓度，就是通常所说的降低血糖作用。

举个例子，带大家了解下为什么血糖浓度过高有害。腌制食物通常使用盐或糖腌制，通过在食物外面抹上大量食盐或糖，使食物组织细胞外的渗透压显著增高，将细胞内水吸引出来，食物脱水后发生皱缩。高血糖的危害在于不同程度增高了血液中的渗透压，使得直接接触血液的血管内皮细胞可能发生脱水皱缩现象，细胞之间缝隙变大。内皮细胞的这种损伤性改变，一方面影响到内皮细胞的物质合成及分泌功能，改变血管和血液的活性，另外内皮细胞之间的缝隙变大后使得血脂等物质容易进入内皮下沉积，形成动脉粥样硬化等病变。

高血糖对微小血管内皮细胞的影响与对大血管的影响有一定差别，可能刺激其增生；且在微小血管还可形成基底膜明显增厚及玻璃体样变，容易导致血管闭塞，组织缺血性坏死。其次，高血糖可通过某些机制刺激动脉平滑肌细胞及成纤维细胞增生，易发生血管壁硬化。再者，长期高血糖时红细胞中血红蛋白糖基化（形成糖化血红蛋白）增加，后者携带氧能力降低，且结合在糖化血红蛋白上的氧分离比较困难，导致组织缺氧。

糖尿病性血管损伤是全身性的，比较严重的糖尿病并发症主要继发于心、脑、肾、下肢、眼睛等部位的血管病变。如果血糖浓度过高，原尿中葡萄糖浓度超过了肾小管对葡萄糖的重吸收能力，就会导致尿糖及渗透性利尿现象，出现多饮、多食、多尿和体重降低等典型糖尿病"三多一少"症状。可见持续性高血糖是导致糖尿病产生各种严重并发症的主要原因，所以降低血糖使其回到正常范围是各种治疗糖尿病措施的主要目标，对已经发生了并发症的患者需同时积极治疗并发症。

由于糖尿病致血管内皮损伤及血管病变是引发各种并发症的主要原因，鉴于远程缺血适应（RIC）对血管内皮细胞及血管的良好保护作用，以及受到 RIC 在许多其他泛血管疾病成功临床转化应用案例的启发，有不少研究者从实验室到临床试验展开了 RIC 对于糖尿病及并发症的影响研究。但是文献报道结果很不一致甚至互相矛盾。

如某以色列团队进行临床对照实验对糖尿病足患者进行干细胞治疗时每两周进行一次缺血预适应（IPC），6 周后，实验组 24 人足部创面恢复情况显著好于对照组 12 人，整个过程配合常规降糖治疗。还有两篇文献报道了类似的改善糖尿病足症状的临床试验结果。但另一丹麦团队对 36 名 2 型糖尿病并发下肢外周血管病的患者进行的临床对照实验发现，连续 12 周居家使用自动式缺血适应仪在上臂自助实施 RIC 后，两组患者的外周血管病临床表现均无改善，而文献中并没有提到此间有关降糖措施及治疗药物等报道。有报道连续 7 天 RIC 就改善了 2 型糖尿病患者的血管内皮功能。

RIC 对于 2 型糖尿病者的心肌保护作用也有有效和无效两种不同结果的报道。多篇文献从不同角度报道了糖尿病状态下 RIC 对心肌保护的情况：如发现高血糖状态 RIC 仍然可以促释放内源性保护物质；高血糖影响了心肌细胞内相关信号转导通路导致 RIC 保护效应不能在心肌发生；对参与 RIC 效应的特定信号转导通路分析推测增加 RIC 实施频率有可能改善在 2 型糖尿病的保护效果等等。在使用具有阻滞 K_{ATP} 通道作用的磺酰脲类治疗 2 型糖尿病的患者，RIC 锻炼也未能产生心肌保护效应。

对于这种令人困惑的情况，德国某团队于 2022 年发表的一篇文献给出了可信的阐释。他们设计了一个比较巧妙的反向转化研究，即利用健康人的 RIC 组或对照组血浆去预适应大鼠离体心脏，观察灌流液中正常葡萄糖浓度或高浓度葡萄糖（增高 1 倍，每升 22 mmol）情况下不同灌流时间对心肌再灌注损伤的影响。结果发现：在正常葡萄糖浓度灌流液时，RIC 血浆预适应保护心肌再灌注损伤效果很好；高浓度葡萄糖灌流液短时间灌流，即可减弱 RIC 血浆的预适应心肌保护作用，而长时间灌流后几乎消除了保护效果。该结果表明了 RIC 的保护作用与血糖浓度之间有密切关系，高血糖状态可能严重影响 RIC 产生保护效应。

对糖尿病性视网膜病变，RIC 也对视网膜缺血有改善作用。

综上所述，在罹患糖尿病或有高血糖情况的锻炼者使用 RIC 之前，采取治疗措施使血糖处于正常范围内很重要，这样获得缺血适应保护的可能性将大大增加。只有在常规降血糖治疗基础上实施 RIC 锻炼，才可能对糖尿病的多种并发症产生良好的辅助治疗效果，而在血糖高的状态下此种保护作用有可能难以发挥出来。另外，需提醒的是，2 型糖尿病友们实施 RIC 锻炼还需避免使用磺酰脲类降糖药。所以请有血糖问题的群体在应用各类 RIC 锻炼方式之前，需要先了解自己血糖值的实际情况并咨询相关医生后再做决定。对于腿脚部位没有并发症的糖尿病患者，可以考虑应用缺血适应仪锻炼或跪坐 RIC。但是有糖尿病腿部或脚部皮肤病变者，应避免实施跪坐姿势，建议咨询医生后在上臂进行 RIC 锻炼。

📖 参考文献

［1］ Lam B, Nwadozi E, Haas TL, et al. High Glucose Treatment Limits

Drosha Protein Expression and Alters AngiomiR Maturation in Microvascular Primary Endothelial Cells via an Mdm2-dependent Mechanism[J]. Cells. 2021;10(4):742.

［2］ Costache G, Popov D, Georgescu A, et al. The effects of simultaneous hyperlipemia-hyperglycemia on the resistance arteries, myocardium and kidney glomeruli[J]. J Submicrosc Cytol Pathol. 2000;32(1):47-58.

［3］ Li Y, Liu Y, Liu S, et al. Diabetic vascular diseases: molecular mechanisms and therapeutic strategies［J］. Signal Transduct Target Ther. 2023;8(1):152.

［4］ 崔京，李逸雯，罗斌玉，等. 糖尿病泛血管病变：理念、现状与挑战［J］. 中国循证医学杂志，2023，23（02）:133-138.

［5］ Duffy A, Liew A, O'Sullivan J, et al. Distinct effects of high-glucose conditions on endothelial cells of macrovascular and microvascular origins［J］. Endothelium. 2006;13(1):9-16.

［6］ Zhu XH, Yuan HJ, Wu YN, et al. Non-invasive limb ischemic pre-conditioning reduces oxidative stress and attenuates myocardium ischemia-reperfusion injury in diabetic rats［J］. Free Radic Res. 2011; 45(2):201-10.

［7］ Epps JA, Smart NA. Remote ischaemic conditioning in the context of type 2 diabetes and neuropathy: the case for repeat application as a novel therapy for lower extremity ulceration［J］. Cardiovasc Diabetol. 2016; 15(1):130

［8］ Shaked G, Czeiger D, Abu Arar A, et al. Intermittent cycles of remote ischemic preconditioning augment diabetic foot ulcer healing［J］. Wound Repair Regen. 2015;23(2):191-6.

［9］ Epps JA, Smart NA. Remote ischaemic conditioning in the context of type 2 diabetes and neuropathy: the case for repeat application as a novel therapy for lower extremity ulceration［J］. Cardiovasc Diabetol. 2016; 15(1):130.

［10］ Hansen CS, Jørgensen ME, Fleischer J, et al. Efficacy of Long-Term Remote Ischemic Conditioning on Vascular and Neuronal Function in Type 2 Diabetes Patients With Peripheral Arterial Disease［J］. J Am Heart Assoc. 2019;8(13):e011779.

［11］ Maxwell J. D., Carter H. H., Hellsten Y., et al. Seven-day remote ischaemic preconditioning improves endothelial function in patients with type 2 diabetes mellitus: a randomised pilot study [J]. Eur. J. Endocrinol. 2019;181(6):659-669.

[12] Torregroza C, Gnaegy L, Raupach A, et al. Influence of Hyperglycemia and Diabetes on Cardioprotection by Humoral Factors Released after Remote Ischemic Preconditioning (RIPC) [J]. Int J Mol Sci. 2021;22(16):8880.

[13] Tyagi S, Singh N, Virdi JK, et al. Diabetes abolish cardioprotective effects of remote ischemic conditioning: evidences and possible mechanisms[J]. J Physiol Biochem. 2019;75(1):19-28.

[14] Feige K, Roth S, M'Pembele R, et al. Influence of Short and Long Hyperglycemia on Cardioprotection by Remote Ischemic Preconditioning-A Translational Approach[J]. Int J Mol Sci. 2022;23 (23):14557.

[15] Liu J, Sun X, Jin H, Yan XL, Huang S, et al. Remote ischemic conditioning: A potential therapeutic strategy of type 2 diabetes [J]. Med Hypotheses. 2021;146:110409.

[16] Kottenberg E, Thielmann M, Kleinbongard P, et al. Myocardial protection by remote ischaemic pre-conditioning is abolished in sulphonylurea-treated diabetics undergoing coronary revascularisation[J]. Acta Anaesthesiol Scand. 2014;58(4):453-62.

[17] Mathew B, Chennakesavalu M, Sharma M, et al.. Autophagy and post-ischemic conditioning in retinal ischemia[J]. Autophagy. 2021;17 (6):1479-1499.

[18] Lu M, Kuroki M, Amano S, et al. Advanced glycation end products increase retinal vascular endothelial growth factor expression[J]. J Clin Invest. 1998;101(6):1219-24.

[19] 李东洁. 远隔缺血预适应对糖尿病大鼠视网膜神经节细胞的保护作用 [D]. 首都医科大学，2016.

[20] Ren C, Wu H, Li D, et al. Remote Ischemic Conditioning Protects Diabetic Retinopathy in Streptozotocin-induced Diabetic Rats via Anti-Inflammation and Antioxidation[J]. Aging Dis. 2018;9(6):1122-1133.

17 缺血预适应的毛细血管保护作用与抗炎效应

意识到间断性跪坐缺血适应（跪坐 RIC）法具有保护血管作用，还得从我自己习练后的感觉谈起。

因本人自幼体弱多病，年轻时又多次接受手术，按照中医说法体质是各种虚症并存。比如，体表受伤后皮肤容易产生大片瘀斑，历时 10 多天才会慢慢消退。甚至用穴位锤敲打皮肤也会产生青紫斑块。2015 年开始，我练习间断性跪坐后，有一次骑车摔了一跤，按既往的经验皮肤非产生大片青紫不可。出乎我意料的是，伤处仅仅出现了浅色的青斑，且不到 1 周就消失了。然后我找出穴位锤再次敲击皮肤穴位，令我高兴的是也没有瘀斑产生。然后逐步增加敲击力度，一直敲到疼痛皮肤仍然完好如初。这种改变明确提示自己的皮肤血管质量得到了改善。

皮肤出现青紫或瘀斑与皮肤局部的血管破裂出血有关，主要是毛细血管及其前后的微小血管。毛细血管是最细小的血管组织，结构也最简单。毛细血管壁主要由里面的一层扁平内皮细胞和外部的基膜构成，基膜外面有些起支撑作用的结缔组织，没有平滑肌细胞。所以，毛细血管容易被动扩张而难以收缩。正常情况下，血液在血管内流动，如果血液离开血管积存到皮下形成按之不褪的红色小点，临床将其称之为皮下出血点。现代医学诊断学中反映皮肤毛细血管质量有一个简单的检验方法——毛细血管脆性实验。毛细血管脆性就是反映毛细血管在压力作用下保持结构完整的能力。在压力作用下容易破裂出血就表明毛细血管脆性高，不容易破裂出血则表明血管弹性较好，毛细血管脆性低。具体做法是：用水银血压计测上臂血压后，将束臂的血压袖带充气到平均动脉压，大概维持 8～15 min 后放气。观察前臂肘窝下方固定部位的皮肤加压前后出血点的数量变化。在加压维持过程中静脉回流会被阻断，但是动脉没有阻断，所以袖带以下的小臂组织中动脉压力持续维持在收缩压水平，而静脉无法回流导致血管中血液极度充盈，毛细血管内的压力明显增高，会和静脉一样被动扩张。此时，如果血管弹性强，以及血小板正常，毛细血管会随着压力增高而扩张，血管壁不会出现异常改变，我们将其称之为毛细血管脆性低（正常）；如果血管弹性差或血液成分有问题，比如血小板减少，毛细血管在被动扩张时就会产生管壁破裂，或破裂后不能很快止血，血液流出到皮下积存表现为出血点，就表明毛细血管脆性高（病态）。当大量出血点密集产生时就表现为片状瘀斑。因此，皮肤受伤后容易出现瘀斑是毛细血管脆性增高或血小板有问题的表现。在毛细血管，血管内皮细胞是管壁的主要结构，因此如果血小板正常，毛细血管脆性试验就反映了血管内皮细胞的结构和功能状况。

自 2015 年开始，我们申请安排了一些与 RIPC 研究有关的实验题材作为医学本科生的科研能力培训项目，几年实施下来取得了十分理想的效果。其中一个项目是指导同学们设计了一个观察跪坐 RIPC 影响毛细血管脆性的对照性实验，并在大学生群体中开展初步研究。实验结果表明：实验 4 周前后受试者血小板数量、红细胞计数、血红蛋白含量等指标均没有明显改变，但跪坐 RIPC 实验组皮肤出血点数量明显减少，提示和毛细血管功能改善有关。这验证了众多文献中关于"缺血预适应及 RIPC 对血管的保护作用机理之一是保护血管内皮结构及功能"的说法。开展这些科研，既培养了大学生的科研素质，也让他们切实感受到结合临床的医学科研的乐趣。有不少和我一样皮肤容易起瘀斑的同学，见每天简单的跪坐动作就能有效地改善自己皮肤的毛细血管质量，直呼不可思议。也难怪，他们大都是大学二、三年级甚至是一年级医学生，还没有完整系统的医学理论知识，自然不太明白其中的看似简单却十分深奥的道理。从他们的反馈中我也体会到医学科普如果不能解释得通俗易通，有时的确难以收到好的效果。

中医有一种拔罐疗法，无论火罐或是真空罐都是通过减少罐内的气体量使其变为负压迅速吸附在皮肤上，经过 10 min 左右取下来。部分人拔罐后的皮肤会产生罐印，为红色或紫色的点状出血或瘀斑。中医解释为体内有湿气或寒气，同学们通过另一个实验发现拔罐产生的罐印与现代医学理论中皮肤毛细血管脆性之间的关系并加以解释，在中西医之间架设了一座小小的桥梁。他们比较每个实验参与者跪坐 RIPC（对照组用其他坐法）4 周前、后毛细血管脆性实验和拔罐实验罐印中出血点的数量，发现两者之间存在相关性，因此提出"用西医理论解释，罐印可能就是皮肤毛细血管脆性的反映"这种观点。

毛细血管与炎症之间关系密切。毛细血管既参与炎症反应，自身也可能产生炎症性病变。

我们的身体有很好的防御体系，西医将其称为免疫系统。对于外来的有害刺激或内在的不良改变，免疫系统会通过不同的方式进行处理，以维护内在环境稳定。如果将免疫系统看成是维护一个国家安全的军队，血液中各种类型的白细胞便是身负不同使命的战士。白细胞根据形态、来源和功能又可分为粒细胞和淋巴细胞。粒细胞主要参与非特异性防御反应，而淋巴细胞主要参与特异性防御反应或称免疫反应。异常免疫反应也属于炎症反应的一种。

炎症反应是机体对各种不良刺激的一种防御性反应，通常具有保护机体作用，主要通过释放血液中的白细胞到受刺激部位，对异物进行吞噬清除或其他处理。外来不良刺激包括物理性因素（外伤、烧伤、烫伤、冻伤、紫外线等）、化学性因素（酸碱腐蚀、毒药等）、生物性因素（微生物如细菌、病毒感染，寄生虫感染等）导致的机体病变，以及内在的自身死亡细胞或癌变细胞等，均需要免疫系统处理。如果将炎症反应比喻成一场战争，那么战斗的双方就是免疫系统（防御方）和不良刺激因素（敌方），炎症发生的身体部位就是这场不见硝烟的战争的战场。战斗发生后的战场一片狼藉，其具体表现就是局部（红肿热痛及功能障碍）或全身的炎症症状（发烧、头痛、全身乏力等）。

毛细血管作为功能性血管，与组织炎症发生发展有密切的关系。各类白细胞一般存在于血液中，需要离开血液然后才能到达炎症部位，参与组织的炎症反应。那么在血管没有破裂、结构完整情况下，白细胞从哪里才能穿过血管壁呢？其实，就是从毛细血管中穿过。薄薄的毛细血管壁具有一定通透性，是机体正常状态时物质和气体跨壁转运进行血气交换场所，也是产生炎症反应时血液中各种白细胞和液体等进出血管的部位。内皮细胞间隙在致炎因子影响下变大，加上白细胞自身会发生变形，就比较容易从内皮细胞之间穿出去了。在炎症反应时，毛细血管除了释放白细胞出去，管壁通透性也会增高，导致血液中的水或其他物质渗出到组织的量增多，表现为组织水肿。

炎症反应虽然旨在保护机体，过于激烈的炎症反应也会引起患者的不适，比如，全身性表现为发烧、头痛、乏力或炎症局部组织肿胀、疼痛、功能障碍等症状。此时控制炎症强度有利于缓解临床症状，改善患者的感受。炎症介质是由多种机体细胞合成释放的，能够加强炎症反应的物质，比如前列腺素类，它们本来属于自体活性物质，正常情况下具有许多生理性功能，但是在炎症时一旦大量产生，便具有致热、致痛、扩张血管，增加毛细血管通透性，允许和召唤血液中白细胞从血管内出来进入炎症战场的作用。临床上使用的抗炎药，即非甾体消炎药（阿司匹林等）和甾体消炎药（糖皮质激素）都有抑制前列腺素合成的功能。后者还有其他的抗炎机制，所以抗炎作用比非甾体类更强。

言归正传，缺血适应和炎症有什么关系呢？

由于缺血预适应（IPC）对毛细血管有显著的保护作用，如降低毛细血管的脆性使其不容易破裂出血，减少皮肤瘀斑形成；而缺血造成的低氧预适应可以通过增加内皮细胞表达紧密连接蛋白、抑制表达内皮细胞黏附因子，可改善血管壁完整性，降低其通透性，使血浆不容易渗出形成组织水肿，也可以减轻急性炎症时的红肿表现。

缺血再灌注损伤，除器官组织细胞缺血性坏死以外，还同时有血管内皮细胞以及微血管结构功能障碍，引发以水肿为特征的急性炎症反应。人们常常把缺血预处理的效果靶点放在减轻实质细胞损伤上，却忽略了微血管在此过程中的重要地位。研究发现IPC可以保护冠状动脉内皮细胞的完整性，使其紧密连接，降低血管通透性，改善缺血再灌注引起的细胞水肿以及内皮依赖性的血管调节功能障碍，从而抑制血管内皮损伤带来的不良反应，包括水肿、血管痉挛、血小板聚集和血栓形成。IPC除了可以降低毛细血管通透性、减轻缺血再灌注性损伤导致的组织水肿外，也能降低体内致炎因子的含量而增高抗炎因子的浓度起到抗炎作用。但是许多基于缺血预适应的作用研究多是在进行一次性RIPC条件下进行的，抗炎及其他作用的效果可能尚未达到理想状态，故也有一些研究报道认为RIPC的效果是可疑的。因此有必要对此进行量效关系研究，观察其抗炎累积效应。

二甲苯属于化学致炎剂，作用于小鼠耳郭皮肤可以使局部毛细血管通透性增高，增加血浆渗出引起组织水肿，形成皮肤急性炎症反应。我们研究了RIPC对二甲苯致小鼠耳郭水肿的影响，发现RIPC每天实施1次，4天内肢体RIPC组的天数越长，耳片水肿值越低，说明RIPC能对二甲苯促炎反应起到抑制作用，4次之内的次数与耳郭水肿减轻程度之间有明确的量效关系，连续实施4天抗水肿作用即可达到最大。表明RIPC抗炎有累积效应。

RIC 对毛细血管的保护作用除了参与抑制再灌注性损伤外，可被转化应用于伴有炎症反应的皮肤疾病和各种伴有水肿的感染性或非感染性炎症。需要提醒的是：对于感染性炎症，RIC 对病原体无特殊作用，故必须配合应用有效的抗病原体药物。新近文献报道了缺血后适应对小鼠接触过敏性皮炎模型有抗炎和止痒效果。

参考文献

［1］ An P, Xue YX. Effects of preconditioning on tight junction and cell adhesion of cerebral endothelial cells[J]. Brain Res. 2009;1272:81-8.

［2］ Li Z, Jin ZQ. Ischemic preconditioning enhances integrity of coronary endothelial tight junctions[J]. Biochem Biophys Res Commun. 2012; 425(3):630-5.

［3］ Kraemer R, Lorenzen J, Kabbani M, et al. Acute effects of remote ischemic preconditioning on cutaneous microcirculation - a controlled prospective cohort study[J]. BMC Surg. 2011;11:32.

［4］ Conceição FG, Conde CM, Svensjö E, et al. Preconditioning of the response to ischemia/reperfusion-induced plasma leakage in hamster cheek pouch microcirculation[J]. Clinics (Sao Paulo). 2012;67(8): 923-9.

［5］ Halder SK, Kant R, Milner R. Hypoxic pre-conditioning suppresses experimental autoimmune encephalomyelitis by modifying multiple properties of blood vessels[J]. Acta Neuropathol Commun. 2018;6 (1):86.

［6］ 任天星，梁红倩，白康康，等. 间断性跪坐对拔罐印迹的影响 [J]. 中国民间疗法，2020，28 (14):92-93.

［7］ Widgerow AD. Ischemia-reperfusion injury: influencing the microcir-ulatory and cellular environment. Ann Plast Surg. 2014;72(2):253-60.

［8］ 曾凯东，谢莲娜，刘灿章，等. 肢体远隔缺血适应对成功行经皮冠状动脉介入治疗 ST 段抬高型心肌梗死患者冠状动脉微循环灌注及血清

亚硝酸盐水平的影响［J］. 中国介入心脏病学杂志，2018，26（11）：632-637.

［9］ 赵外荣，张静，施雯婷，等. 冠状动脉微血管疾病的发病机制及国内外治疗研究进展［J］. 世界中西医结合杂志，2023，18（03）：624-630.

［10］ 胡越，叶少剑，陈明付，等. 远程缺血预适应抑制二甲苯炎性水肿的量效关系观察［J］. 广东化工，2021，48（11）:56-57.

［11］ Heusch G. The Coronary Circulation as a Target of Cardioprotection［J］. Circ Res. 2016;118(10):1643-58.

［12］ Gunduz O, Sapmaz-Metin M, Topuz RD, et al. Anti-Inflammatory and Antipruritic Effects of Remote Ischaemic Postconditioning in a Mouse Model of Experimental Allergic Contact Dermatitis［J］. Medicina (Kaunas). 2023;59(10):1816.

18 呼吸系统感染和缺血适应

从感染性疾病的流行病学来看，病原体感染的靶器官不一样，产生的后果也有差别。一般来讲，能够影响到呼吸、神经或心血管系统功能的感染性疾病，如果病情严重而不能有效抗感染和对症治疗都有可能危及生命。感染呼吸系统的微生物会随着患者每次呼出的气体或咳出的痰液污染周围的空气，容易被附近没有防护措施的人吸入后进行传播，即为传染。而人群普遍缺乏对新型病毒的免疫力，如果病毒感染早期主要在人的呼吸系统细胞内繁殖，传染性就会比较强。

呼吸系统是与外界有直接通道的人体深部器官系统。空气可以直达肺泡腔进行气体交换。尽管鼻腔及呼吸道黏膜对空气中的大体积微粒有一定阻挡作用，但是体积小于 PM2.5 的微粒可以直达肺泡，因此体积远小于此的病毒颗粒便能长驱直入感染肺泡上皮细胞，同时感染它们经过的各级支气管黏膜上皮细胞。所以细胞膜表面含有病毒受体的细胞都可以是病毒的靶点，如呼吸道上皮细胞及血管内皮细胞等。一旦进入呼吸道上皮靶细胞，病毒迅速蜕去它的蛋白质外壳，释放出它的遗传物质核酸并利用靶细胞内的核酸及蛋白质的合成体系繁殖起来，装配出数以十万计的新病毒后通过使宿主细胞破裂释放出来，再去感染其他靶细胞，损伤呼吸系统。

病毒感染使得呼吸道上皮细胞受损而产生炎性反应，坏死组织可能脱落阻塞小气道；黏膜水肿使呼吸道管腔变狭小，这两种情况均影响到通气功能；若肺泡上皮细胞也受到感染，会影响到肺泡结构及换气效能。除了呼吸道上皮细胞，血管内皮细胞表面也可能有病毒受体存在，因此肺泡壁内的毛细血管内皮细胞接触到病毒后同样会被感染，产生血管内皮失能的病理表现。此时可观察到有肺血管内皮损伤，微血栓形成，毛细血管壁通透性增高，肺泡或肺泡壁积液增加等，加重血气交换障碍。严重时患者血氧含量会明显降低，如果引起重要脏器功能衰竭可导致死亡。

呼吸系统病毒感染引起的临床症状开始时以呼吸道炎症表现即咽喉痛、咳嗽为主，可伴有全身乏力、发烧、头痛等症状。出现肺炎时会有呼吸急促、血氧含量降低、白肺等症状和体征。属于典型的感染性炎症。

对于感染性炎症的治疗原则是以使用抗病原体药物治疗为主，必要时合并应用控制症状的药物如抗炎药治标为辅。如果缺乏确切有效的抗病毒药物，对症治疗使用抗炎药物便成为主要治疗手段。但是抗炎药物的应用难免会产生程度不等的不良反应；其中肾上腺糖皮质激素类在病毒感染时的应用往往还伴随着各种争议，难以达成共识。在这种形势下，远程缺血适应（RIC）可以通过物理手段诱生的内源性抗炎作用便受到了一定关注。

多年来在实验室及临床试验的众多相关研究文献中，报道了各种 RIC 均显示有一定的抗炎效果，抗炎机制也得到部分阐明。如实验室研究发现 RIC 可以防止肺缺血再灌注损伤引起的换气障碍和肺动脉高压，与抑制了系统性巨噬细胞和 IL-1β 的升高有关；在肝脏缺血预适应后降低了左肺缺血再灌注性损伤、水肿与抑制细胞因子生成和白细胞募集有关；可以部分抑制模型动物出血性休克继而抑制复苏模型造成的肺部炎症、水肿、白细胞渗出和 IL-6 的增加；抑制内毒素休克模型引起的肺损伤肺水肿和支气管肺泡液中细胞因子浓度增加，等等。临床试验中，预适应性 RIC 可以改善肺叶切除术后患者的气体交换功能并降低氧化性反应。有报道在内毒素血症和病毒感染患者有全身性炎症表现时使用 RIC 也能受益。抗炎机制方面与 RIC 抑制了各种致炎性因子产生和增加了机体抗炎性因子的产生，以及调动了体内其他抗炎机制有关。

理论上除了抗炎作用外，缺血适应的血管保护作用也有利于病毒感染后其他症状的控制。健康人连续 7 天每天 1 次 RIPC 可以系统性改善内皮和微循环功能；对于病毒感染后炎症风暴导致的多器官衰竭，RIPC 的抗炎及保护血管内皮免于崩溃的作用不失为一种可以采用的低风险干预措施；特别是在 LPS 模型中表现出的可减轻感染性心肌病变、改善心排血量、保护多器官功能的作用，对于开始出现多器官衰竭的患者及时应用 RIC，可视为一种辅助性治疗措施。

对于病毒性肺炎已经出现大片白肺而血氧含量开始下降的患者，应用 RIC 锻炼可能更有价值。一方面，RIC 可迅速提高机体的耐缺氧能力，这意味着完成同等量的工作，机体对氧的需求量降低了，或者说机体进入了节约运转模式，吸入比正常少的氧不会明显降低机体重要脏器的工作质量。这有利于缓解患者的缺氧症状，降低因缺氧导致的重要脏器功能衰竭的可能性。另一方面，白肺这种影像学表现往往提示可能有肺泡积液或肺间质水肿现象。RIC 可保护肺泡壁内毛细血管内皮，加强内皮细胞之间的连接力，降低管壁通透性，减少血浆毛细血管渗出到肺泡内或肺间质形成水肿积液，相反，毛细血管结构功能改善还可以促进积液的吸收，加快白肺的消除速度，改善呼吸功能。

以英国医学家主导的研究团队，撰写了文献综述认为：RIC 的抗炎性细胞因子及上述相关作用可能对病毒性肺炎导致的急性呼吸窘迫综合征有改善效果。他们据此制定了研究方案，但后来进行的临床对照试验结果显示，连续进行 RIC 约 15 天对病毒性肺炎患者的炎症因子瀑布没能产生预期的抑制效应，应用 RIC 对某些病毒性肺炎的辅助治疗结果并不理想。

即便 RIC 对病毒性患者的抗炎效果不理想，对于有肺泡积液等病变导致严重缺氧的患者，鉴于实施 RIC 可提高机体耐缺氧能力并降低机体需氧和耗氧量，对改善患者的缺氧症状也是有意义的。RIC 锻炼有几种建议方法。病情较重卧床不起者宜首选自动充放气式的电子缺血适应仪，采取单臂或双臂式仪器可根据患者上臂情况而定。如果上肢因仪器监测或输液被占用不方便，也可在大腿部位实施。尚可自由活动、下肢及关节正常且能做出跪坐姿势的患者，可推荐跪坐 RIC 锻炼法，每天早晚各一次。在无法获得自动充放气式缺血适应仪或仪器数量不能满足需求的情况下，除了可应用跪坐 RIC，重病不能坐者可推荐另外两种实施方法：

第一个方法为水银血压表法，将袖带固定在上臂，血压表打气加压至 200 mmHg 维持 5 min 后放气等待 5 min，再同样加压、放气 2～4 次，完成锻炼；第二个方法为直接用条状软物，如宽纱布条、领带、长围巾甚至长裤等环绕上臂或大腿两圈，拉紧至前臂或小腿无脉搏时扎紧，维持 5 min 后松开 5 min，然后重复前次的拉紧结扎松开过程，如此共 3～5 个循环为实施完成一次 RIC 锻炼。

除了病毒性肺炎外，其他原因导致的肺部炎症出现白肺情况时，只要没有使用禁忌，同样可建议患者使用上述 RIC 锻炼法，有利于改善缺氧症状，起到减轻肺部炎症形成，促进积液吸收，改进呼吸功能的辅助治疗或加快康复作用。

参考文献

［1］ Pearce L, Davidson SM, Yellon DM. Does remote ischaemic conditioning reduce inflammation? A focus on innate immunity and cytokine response［J］. Basic Res Cardiol. 2021;116(1):12.

［2］ Incognito AV, Millar PJ, Pyle WG. Remote ischemic conditioning for acute respiratory distress syndrome in COVID-19 ［J］. Am J Physiol Lung Cell Mol Physiol. 2021;320(3):L331-L338.

［3］ Lukhna K, do Carmo HRP, Castillo AR, et al. Effect of Remote Ischaemic Conditioning on the Inflammatory Cytokine Cascade of COVID-19 (RIC in COVID-19): a Randomized Controlled Trial［J］. Cardiovasc Drugs Ther. 2022 Nov 29:1-13.

19 缺血适应对皮肤的影响

在观察间断性跪坐对人体作用时，我们首先发现的是对皮肤血管质量的改善效果。每天跪坐 RIC 锻炼坚持 1 周后，外力作用引起的皮肤红肿、瘀血等现象就有了显著减轻，损伤程度大大低于跪坐之前的表现。由此我们认为一些与皮肤血管改变有关的皮肤问题，在使用缺血适应仪或跪坐锻炼后也可能会产生辅助改善效果。

（1）皮瓣移植术

目前文献报道比较多的缺血适应法在皮肤方面的应用主要是皮瓣移植术前后。这属于外科应用范围，如矫形外科和显微外科。RIC 可减少皮瓣移植手术成功后，血管复灌注过程中炎症因子的释放，改善皮肤或皮瓣的存活情况。皮瓣移植后，RIC 可增加锌指蛋白 667 的表达并降低内皮细胞 P-选择素的产生从而减轻白细胞黏附，参与抑制皮瓣炎症反应。

（2）改善皮肤划痕症

有位医学生自高中阶段开始皮肤比较敏感，经常出现莫名瘙痒、红肿，经诊断为皮肤划痕症，也叫人工荨麻疹。当用硬物在皮肤表面划过后，过一会儿能出现高于皮面的红色痕迹，甚至可以在皮肤上写字。他作为志愿者开始每天练习间断性跪坐 RIC 后，老师嘱咐他观察是否会对此症状产生影响，因为 RIC 在 4 天之内就可以显著改善毛细血管结构和功能，减少渗出抑制水肿形成。他练习了几天后再像往常一样试着在皮肤上写字，惊讶地发现，虽然皮肤瘙痒依然存在，但是皮肤不再出现原来那种明显的字迹了。

皮肤划痕症是皮下组织中肥大细胞在压力等物理性刺激下释放出组织胺，作用于血管壁上的组胺受体后引起的血管扩张和通透性增高，血浆渗出增加形成的局部组织水肿，有时伴有瘙痒等不适症状。间断性跪坐 RIC 对红肿的抑制比较明显，但对于瘙痒感觉的抑制比较差，这与文献报道一致。这表明缺血预适应对肥大细胞组胺的释放可能并无明显影响，所以组胺对皮肤感觉神经末梢的痒刺激变化不大，但是通过 RIC 锻炼后皮肤微血管的质量改善，毛细血管内皮细胞之间紧密连接加强，甚至可以对抗组胺受体激动后引起的毛细血管壁通透性增高，使血浆液体渗出减少，皮肤红肿现象能够得到抑制。

（3）湿疹

湿疹患者的皮肤渗出液同样来自血浆，也就是自皮肤微小血管壁渗出，因此，从理论上讲，缺血适应法改善了皮肤血管质量，降低其通透性是可以减轻湿疹皮损处的渗出的。需要得到临床更多的病例验证。

（4）过敏性紫癜

这是一大类表现为皮肤下点、片状出血的小动脉血管炎性症状，本质上全身细小动脉都有炎症表现，所以皮肤紫癜只是体表能够看到的血管散在出血，其体内其他组织器官的细小动脉也同样有出血可能，所以不能仅仅认为是皮肤科疾病，风湿免疫疾病科也收治本病患者。目前认为主要与抗原抗体复合物沉积到动脉壁上，引起的异常免疫反应导致微血管主要是微小动脉和毛细血管壁通透性增大有关。

（5）温度异常导致的皮肤损伤

如冻疮、烧烫伤的恢复过程中，应用 RIC 锻炼可改善皮肤微循环状态，起到促进恢复的辅助效果。关于此方面的 RIC 应用另有专篇介绍。

参考文献

［1］ Kraemer R, Lorenzen J, Kabbani M, et al. Acute effects of remote ischemic preconditioning on cutaneous microcirculation - a controlled prospective cohort study［J］. BMC Surg. 2011;11:32.

［2］ Küntscher MV, Hartmann B, Germann G. Remote ischemic preconditioning of flaps: a review［J］. Microsurgery. 2005;25(4):346-52.

［3］ Krag AE, Eschen GT, Damsgaard TE, et al. Remote ischemic preconditioning attenuates acute inflammation of experimental musculocutaneous flaps following ischemia-reperfusion injury［J］. Microsurgery. 2017;37(2):148-155.

［4］ Zahir KS, Syed SA, Zink JR, et al. Ischemic preconditioning improves the survival of skin and myocutaneous flaps in a rat model［J］. Plast Reconstr Surg. 1998;102(1):140-50; discussion 151-2.

［5］ Chen Z, Liu H, Li Y, et al. ZNF667 attenuates leukocyte-endothelial adhesion via downregulation of P-selectin in skin flap following remote limb ischemic preconditioning ［J］. Cell Biol Int. 2021; 45 (7): 1477-1486.

［6］ Lang JA, Kim J, Franke WD, et al. Seven consecutive days of remote ischaemic preconditioning improves cutaneous vasodilatory capacity in young adults[J]. J Physiol. 2019;597(3):757-765.

[7] Sogorski A, Spindler S, Wallner C, et al. Optimizing remote ischemic conditioning (RIC) of cutaneous microcirculation in humans: Number of cycles and duration of acute effects[J]. J Plast Reconstr Aesthet Surg. 2021;74(4):819-827.

[8] im J, Franke WD, Lang JA. Delayed window of improvements in skin microvascular function following a single bout of remote ischaemic preconditioning[J]. Exp Physiol. 2021;106(6):1380-1388.

[9] Gunduz O, Sapmaz-Metin M, Topuz RD, et al. Anti-Inflammatory and Antipruritic Effects of Remote Ischaemic Postconditioning in a Mouse Model of Experimental Allergic Contact Dermatitis[J]. Medicina (Kaunas). 2023; 59(10):1816.

20 跪坐 RIC 对肺部炎性结节的影响

2019 年的一天，一位同事按单位安排上午到医院顺利进行了职工年度体检，接近中午时他做完了全部检查回到单位吃午饭，下午快下班时接到了体检医院影像科的电话，说其胸部 CT 检查发现有些问题，请他次日上午再去做个增强 CT 检查。

次日上午的检查过程也比较顺利。静脉注射增强剂之后再次进行 CT 胸部扫描，在前一天下午发现结节的部位，结果被计算机综合判断为一个肺部炎性结节，直径为 8 mm。他本来松了一口气，但是影像检验科主任却不认可机器阅片的结果，他认为结合年龄、结节的部位和结节边缘形态等来判断，这个结节预后不好的可能性挺大，坚持请他最好马上去胸外科住院，进一步检查并及早手术。说得同事都有些发蒙了，但是他并无任何身体不适，坚持相信计算机的判断。主任只好说，那就每 3 个月来复查一次 CT 吧。

除了结节之外，这位同事的体检结果并没有显示其他健康指标有问题，也没有咳嗽、胸部不适等症状，医生也不建议这种情况下就吃抗感染药物。

　　为难之际他想起了曾经听同事介绍过一种有抗炎作用的，利用人体跪坐姿势建立的远程预适应锻炼方法，于是决定利用居家办公的时机，自己在家里坚持锻炼试试。他开始了每天早晚各做一次跪坐 RIC。

　　半年时间过去后，2020 年 7 月他回医院做了 CT 复查，结果发现那个结节由 8 mm 缩小到了 2 mm。于是，他继续跪坐 RIC 锻炼，在 2021 年 3 月再次单位体检时，他的胸部 CT 扫描报告结果正常，那个结节完全消失了。

　　肺结节是个影像学上对肺内直径在 3 cm 之内，异常实质性结构影像表现的笼统称呼，从性质上可简单分为肿瘤（恶性）或非肿瘤（良性）两种类型。随着医学影像检查设备精密度的不断提高，过去难以发现的微小结节也可能早早"现形"，使得近年来检出率显著增高。尽管肺结节中可能只有很小比例属于恶性，但晚期肺癌的高死亡率使得人们不得不小心对待。目前，我国对于良性肺结节多以中医药或中西医结合保守治疗为主，少数患者的炎性肺结节未经治疗也有自行消失的可能。

　　我查阅国内外文献未见有关 RIC 对肺结节影响的报道，只找到一篇出自瑞士某研究团队的有关小鼠肝肿瘤模型中复发肿瘤结节在缺血适应干预后生长受到抑制的文章。

　　虽然以上这个有关肺结节的案例只能算个例，并不具有很大的研究价值，但因为这几年许多人经历了病毒性肺部感染，肺部出现结节的人数显著增加。如果您或家人发现了肺结节后，经医生检查确定为炎性或其他良性结节，此案例有一定借鉴意义。故将此案例记录下来供大家参考。

参考文献

［1］ Mazzone PJ, Lam L. Evaluating the Patient With a Pulmonary Nodule: A Review[J]. JAMA. 2022;327(3):264-273.

［2］ Orci LA, Lacotte S, Oldani G, et al. Effect of ischaemic preconditioning on recurrence of hepatocellular carcinoma in an experimental model of liver steatosis[J]. Br J Surg. 2016;103(4):417-26.

［3］ 马帅, 张哲, 熊常州, 等. 虫类药治疗肺结节病探析［J］. 实用中医药杂志, 2023, 39（03）:614-617.

［4］ 黎雪, 刘硕, 王学谦, 等. 中医药防治肺结节的优势及思考［J］. 中国中医基础医学杂志, 2023, 29（11）:1814-1817.

［5］ 杨国旺, 张兴涵, 张怀锐, 等. 肺结节中西医结合全程管理专家共识［J］. 中国实验方剂学杂志, 2024, 30（01）:149-159.

21 缺血适应与运动锻炼

这个话题涉及几个方面的内容：①远程缺血适应（RIC）是否可以作为一种锻炼方式；②RIC锻炼在运动领域的应用；③RIC锻炼与运动健身的关系；④RIC锻炼方式的优缺点分析。

当今人类生活水平在科技加持下明显提高，大家更有条件关注自身健康了。各式各样的健身方式受到追捧，包括走路、跑步、球类、游泳、健身操、骑行、太极拳及广场舞等以肢体运动为主的方式，以及棋类等静态为主的锻炼方式，还有特殊群体采用打坐、瑜伽、调息冥想作为锻炼的方式等，这些都需要安排专门时间去实施。普通人锻炼的目的主要是强身健体，少生病。但是现代生活内容丰富多彩，许多人每天除了忙于工作学习外，名目繁多的电视节目、电脑游戏、刷手机视频及其他自媒体娱乐项目占据了大部分业余时间，甚至不惜侵占睡眠时间。运动锻炼式健身在日常生活中往往被有意无意地忽视，直到出现健康问题才会引起人们的关注。在这种情形下，如果出现某种锻炼方式既能健身还节省时间，可能对惜时如金的人群有所帮助。

多年来，各种实验及临床研究证据表明RIC可通过反复短时间阻断肢体动脉血流，调动机体内在的复杂保护机制，对自身产生多方位的调节或修复工作，起到无病防病（治未病），有病抗病的健康维护效果，是一种安全有效的方法。如果长期实施 RIC 能改善人们的健康，那么这种方法是否可以作为一种新的健身锻炼方式来使用呢？从标题可以看出作者对此问题的态度，认为可以将 RIC 训练作为一种新型锻炼方式推荐给大家。特别是简单易行、只需身体坐坐起起就可实施的间断性跪坐 RIC 法。跪坐作为曾经的正坐被中华先民使用了数千年，到宋朝时在舒适的坐具被广泛应用后，跪坐作为一种日常使用的坐姿终被国人放弃，至今已有1 000多年。我们正是从跪坐的不舒适中以及文献报道中发现了其阻断腘动脉血流现象，之后根据缺血适应基本原理建立了间断性跪坐 RIC 方法。尽管跪坐 RIC 自 2015 年问世至今只有几年时间，其无需设备，简单、有效的特点得到了众多使用者的欢迎。越来越多通过不同途径认识了此方法的使用者将其当成了日常锻炼方式，并积极推荐给自己的亲朋好友。有位儿科专家将其设计为一种体操教给小患者，并观察到对多种疾病产生了辅助疗效。

RIC 在运动领域的应用主要有两个目的，即提高机体运动耐力改善运动成绩，以及降低运动损伤概率和促进运动损伤后康复。

2002 年当肢体缺血预适应效果被确认，在医学领域顺利转化到临床应用后，立即引起了运动科学委员会的关注，认为该技术也可以应用于运动领域以改善运动成绩。运动员同样利用血压表袖带在上臂或大腿环绕后充放气实施 RIPC。在运动领域应用研究发现，排除热身运动等影响因素后 RIPC 能使多种耐力型运动项目，如自行车、跑步及游泳等成绩得到改善，特别是在未经训练的健康人效果更好。缺血预适应的机理仍在研究中，除了增强运动员的耐缺氧能力外，使运动耐力增强还可能与 RIC 保护血管，促进局部血管舒张，增加肌肉组织侧枝血管数量，提高血流量和氧摄取能力，以及降低乳酸积聚和减轻机体炎症水平等有关；更有意义的是 RIC 训练可直接增强骨骼肌力量、肌爆发力和肌耐力。在低氧环境下，RIC 对健康成年人除了提高耐缺氧能力外可降低肺动脉压，改善肺气体交换，这有利于改进高海拔相关运动的运动员成绩以及加强即时健康维护。

人们在通过运动改善身体素质，收获健康的同时，有时会因为各种原因出现运动性损伤。专业运动员为了提高运动成绩常会在训练中运动负荷超过生理极限，更容易发生运动性损伤。RIC 可降低机体微小血管脆性，减轻运动中可能遭遇外力造成的体表或体内血管损伤。对运动性损伤既有一定防护作用，也可通过改善毛细血管功能，抗炎等作用加快机体伤后的损伤组织康复。现在运动员在竞赛当天进行的赛前常规准备中，多包含 RIC 锻炼，有提高比赛成绩的需要，也可有一定的保护运动员免于机体严重受伤的效果。

RIC 锻炼既然有良好的健身效果，怎么看待这种锻炼方式与常用健身运动的关系呢？运动性锻炼虽然被公认健身效果好，但是对有些人群并不合适，如老年人、神经系统损伤、罹患神经性疾病行动不方便、慢性病体能孱弱、心肺相关疾病致心肺功能差无法胜任体力活动的患者等，他们因身体结构或功能的原因进行运动锻炼有困难；另外某些控制不良的心脑血管疾病患者因剧烈运动锻炼可能诱发严重并发症等情况下应避免采用此类锻炼。因此，对于不适合采用体力运动型锻炼但需要肌力训练的上述人群，仅用 RIC 除了与运动锻炼一样改善血管功能，也可能获得一定的肌力改善效果，2020 年，一篇临床试验研究文献报道了 RIC 与体力型锻炼相结合时，对青年受试者的骨骼肌力量可进一步增强，提示对使用 RIC 增强肌力的人群在可行情况下结合适当的运动训练，会产生更好的肌力增强效果。

缺血适应理论产生后，科学家研究发现增强体力活动或有氧运动诱发的机体暂时低氧会导致机体产生与缺血预适应相似的低氧预适应效果，均类似于低氧环境下的人体适应。更多研究之后，大家就将运动时产生的这种低氧预适应作为运动促进健康的机理之一。如果比较一下运动性缺氧和阻断机体某组织动脉供血导致的缺血缺氧（即缺血适应）这两种缺氧产生的方式，前者是通过人体主动加大运动量，增加了机体耗氧量而导致暂时性供氧不足（为全身性缺氧，导致呼吸加快加深是其后果），后一种是通过强迫体内组织被动缺血缺氧（为局部性组织低氧），两者看起来一动一静，一个全身性一个局部性，差别很大，却又殊途同归，都可激活体内感知缺氧的受体，通过相应信号转导途径，促使机体合成释放内在活性物质以适应低氧的状况，结果都可以提高机体对缺氧的耐受力，并通过相似机制使机体产生一系列向好的改变，当然可能有程度上的差异。机体感知应对缺氧的机制被研究了几十年后获得了突破性进展，3 位科学家为此获得了 2019 年诺贝尔生理学或医学奖。

任何事物都有两面性。RIC 锻炼的优点是适应性广，除了肢体皮肤疾病、外伤、血液相关凝血障碍性疾病、未能有效控制的高血压高血糖等 RIC 实施禁忌之外，大多数人均可以采用，特别是上述因故不适合运动锻炼的人群。具体可以采用缺血适应仪进行，也可以采取简易的跪坐 RIC 法。后者在任何可以坐着的情况下，上个 5 min 重复的闹钟就可开始跪坐，闹钟响后放开膝关节恢复正常坐姿，5 min 后重复上述过程，25 min 锻炼结束。跪坐 RIC 不需特殊场地、设备及他人帮助，也不需要调息、冥想等打坐时的配合措施。但是从 RIC 结合运动锻炼能更好地提高肌肉力量这个结果来看，单独实施 RIC 锻炼其健身效果还有待提高。因为运动过程可以兴奋机体交感神经系统，增强心肺活动并改善其功能，全方位加强身体新陈代谢过程，增加能量消耗（ATP、葡萄糖甚至脂肪），排出更多汗液及代谢废物以及增加肾上腺素多巴胺等物质伴随的精神情绪和活力改善，动员脂肪有助于降低血脂减轻肥胖，消耗 ATP 产生比 RIC 更高浓度的腺苷有助于改善睡眠，等等。但是这些基于运动带来的变化不会影响到静息状态下的 RIC 对心血管系统的保护作用。除非有上述身体条件不允许运动的情况，建议人们可在每天实施 RIC 锻炼的同时，保持一定量的运动性锻炼，甚至不妨在实施 RIC 同时让没有被 RIC 占用的肢体做些运动，将更有利于身体健康的维持。

参考文献

[1] Liang D, He XB, Wang Z, et al. Remote limb ischemic postconditioning promotes motor function recovery in a rat model of ischemic stroke via the up-regulation of endogenous tissue kallikrein[J]. CNS Neurosci Ther. 2018;24(6):519-527.

[2] Zhao W, Li S, Ren C, Meng R, et al. Chronic Remote Ischemic

Conditioning May Mimic Regular Exercise: Perspective from Clinical Studies[J]. Aging Dis. 2018;9(1):165-171.

［3］ 周文婷. 骨骼肌纤维类型的低氧适应及相关机制研究进展［J］. 生理科学进展，2022，53（02）:131-136.

［4］ Li S, Han C, Asmaro K, et al. Remote Ischemic Conditioning Improves Attention Network Function and Blood Oxygen Levels in Unacclimatized Adults Exposed to High Altitude[J]. Aging Dis. 2020; 11(4):820-827.

［5］ 朱欢，万利，刘尧峰，等. 低氧适应与低氧运动对慢性病患者微血管反应性的干预效应及机制研究进展［J］. 中国运动医学杂志，2021，40（06）:490-495.

［6］ Kim CH, Sajgalik P, Van Iterson EH, et al. The effect of remote ischemic pre-conditioning on pulmonary vascular pressure and gas exchange in healthy humans during hypoxia［J］. Respir Physiol Neurobiol. 2019;261:62-66.

［7］ 喻琬童，任长虹，吉训明. 低氧适应对中枢神经系统损伤后运动功能恢复的作用［J］. 中国脑血管病杂志，2020，17（10）:631-635.

［8］ Zhou M, Lu S, Lu G, et al. Effects of remote ischemic postconditioning on fracture healing in rats[J]. Mol Med Rep. 2017;15(5):3186-3192.

［9］ Pethick J, Casselton C, Winter SL, et al. Ischemic Preconditioning Blunts Loss of Knee Extensor Torque Complexity with Fatigue［J］. Med Sci Sports Exerc. 2021;53(2):306-315.

［10］ urkar SM, Bland MD, Mattlage AE, et al. Effects of remote limb ischemic conditioning on muscle strength in healthy young adults: A randomized controlled trial[J]. PLoS One. 2020;15(2):e0227263.

［11］ Penna C, Alloatti G, Crisafulli A. Mechanisms Involved in Cardioprotection Induced by Physical Exercise［J］. Antioxid Redox Signal. 2020;32(15):1115-1134.

［12］ Kilduff LP, Finn CV, Baker JS, Cook CJ, West DJ. Preconditioning strategies to enhance physical performance on the day of competition ［J］. Int J Sports Physiol Perform. 2013;8(6):677-81.

［13］ Muñoz-Gómez E, Mollà-Casanova S, Sempere-Rubio N, et al. Potential Benefits of a Single Session of Remote Ischemic Preconditioning and

Walking in Sedentary Older Adults: A Pilot Study[J]. Int J Environ Res Public Health. 2023;20(4):3515.

[14] 邢国全. 高原低氧环境复合健身运动对人体高原适应能力的影响[J]. 智库时代，2019 (49):245-246.

22 缺血适应对冻伤或烧烫伤的影响

环境温度过低或过高都会对机体造成损伤。皮肤位于身体最外层，直接与外界环境接触，因此很容易受到过冷、过热的环境温度侵害。

冻伤是寒冷环境下非常常见的机体损伤表现之一，多在天然或人为低温环境下发生，如冷库。皮肤冻伤后，轻者常表现为冻疮，重者可局部形成水泡甚至发生溃烂。冻伤一般发生在冬季环境温度低于10℃时，特别是低温加上潮湿环境下更容易形成。但是可以看到在同样低温环境下并不是所有人都会产生冻疮，说明不同个体对寒冷的敏感性不同，另外，体质差别也与冻伤有关。

冻疮通常发生在机体的末梢循环比较差的部位或经常暴露在外的皮肤部位，如耳郭、面部、手和脚等。血管组织及细胞对低温比较敏感，寒冷会首先导致暴露部位的皮肤血管功能障碍。皮肤暴露于寒冷中开始会引起局部小动脉收缩（反应性降低皮肤血流量减少经皮肤散热）表现为皮肤缺血、苍白，继而静脉回流减少，局部代谢产物难以及时排除，组织中代谢废物浓度增高，使毛细血管和小静脉扩张、瘀血甚至形成微血栓，患者表现为局部皮肤青紫，同时毛细血管壁通透性增高，血浆渗出增加，形成水肿，发生无菌性炎症变化。病理学可观察到真皮乳头水肿、局部血管壁水肿和空泡形成、血管周围有单核细胞浸润等表现，还可能有微血栓形成，严重时可出现小血管水肿，管腔狭窄甚至闭塞，使局部组织冻伤加上缺血发生坏死、溃烂等现象。所以冻疮治疗中改善冻伤部位皮肤微循环是主要措施之一。

烧伤和烫伤则是高温对人体组织的损伤，两者机理及临床表现基本一致，多发生在体表，如皮肤或黏膜等。皮肤分为表皮层和真皮层，表皮内没有血管，所以烧烫伤如果仅限于表皮层主要表现为红斑等，属于Ⅰ度烧烫伤，容易恢复，此时真皮血管没有明显功能障碍，不会产生水肿或形成水泡。如果高温到达真皮层使得血管受伤，就会除了热力直接损伤组织外，血管被热力损伤后一方面供血功能减弱会加重组织损伤，另一方面血管壁通透性增高形成渗出性水肿或水泡，产生Ⅱ度烧烫伤。烧烫伤时皮肤上产生的水泡可以看成急性无菌性囊肿，因局部血管受到热损伤后通透性增加，血浆急剧渗出聚集在皮下形成。如果血管功能及时恢复则囊液会逐渐被吸收，较小水泡可缩小消失。水泡若自行破裂后或被挑破时需注意局部防感染处理。

上述介绍的是轻中度冻伤或烧烫伤症状的发生进展与血管损伤关系密切。所以在处理这类临床问题时，若对改善血管质量方面给予一定关注将有助于抑制损伤进展，促进损伤修复过程。鉴于缺血预适应能改善血管内皮细胞功能，抑制多种内外因素导致的毛细血管通透性增高，减少炎性渗出及水肿，减少静脉微血栓形成。我们推测远程缺血预适应（RIPC）对血管的保护作用对冻伤或烧烫伤性皮肤水肿等渗出增加症状应该有一定程度的防治作用。于是开展了相关动物实验，分别制造实验小鼠脚的冻伤及烫伤模型，通过排水法测量鼠脚体积以判断水肿程度，以枪式红外测温仪测量鼠脚局部皮肤温度。观察 RIPC 对相关症状的影响。

冻伤实验中，将实验小鼠随机分成实验组及对照组两组。分别给实验动物 RIPC 或对照处理，5 天后以低温无水乙醇制造冻伤模型，结果发现 RIPC 组鼠脚的冻伤后水肿程度明显轻于未作缺血预适应的对照组，冻伤脚温度升高程度也比对照组低。

烫伤实验也是将实验小鼠随机分成实验组及对照组，先分别给予 RIPC 或对照处理 5 天。将小鼠一侧脚在 60℃热水浸泡 3 s 制造烫伤水肿模型。结果同样表明实验组鼠脚水肿程度低于对照组，差异具有统计学意义。

有关冻伤或烧伤的许多研究及治疗措施涉及了改善皮肤局部微循环的方法。肝素具有抗凝血，改善皮肤局部血液循环的作用，应用于轻度冻疮及烧烫伤治疗可获得较好效果。有报道 RIC 可改善正常皮肤血液循环状况，增加血流量可达 35%，提高血氧含量 29%，毛细血管后静脉压降低 16%。皮肤微循环改善对于烧伤皮肤的恢复是非常关键的。对烧伤患者实施 RIC 后，也观察到了烧伤部位皮肤深部及浅层血流量的显著增加，但血氧含量的增加仅在皮肤深部出现，未见于烧伤皮肤浅层，这对于烧伤创口恢复可能更有利。

在冬季，气候寒冷、潮湿却缺乏常规供暖的我国中南部地区，气温降到 10℃以下后人体表皮肤发生冻伤可能性增高，临床常见的冻伤多为轻中度。这种情况下冻伤部位血管质量的变化可能对冻伤的进展起到类似枢纽的作用：血管质量得到改善，则冻伤趋于恢复；得不到改善则冻伤会继续发展加重。因此，冻疮一旦发生，在加强保暖和药物治疗措施时，还可以设法改善冻伤局部或全身血管质量，如采取 RIC 锻炼以辅助治疗。实际上 RIC 不仅仅可改善全身血管质量，其对血液成分的影响，维持血液流动性方面的作用也对冻疮的防治有一定意义，此外 RIC 的抗炎作用也可抑制冻伤进展并有利于冻伤的康复。在冬季衣着臃肿时进行间断性跪坐 RIPC 仍然比较方便，不会影响其血管保护效果。每天这样坐坐既可能改善血管质量预防冻伤发生，被冻伤后其程度也会轻于未作预适应锻炼者。

烧烫伤多为意外事故，损伤程度在不同情况下差别很大。严重烧烫伤致组织及血管直接坏死者另当别论，需外科手术处理。此处主要探讨轻中度烧烫伤时 RIC 的辅助治疗效果。病理学家从显微镜下观察冻伤和烧烫伤组织时发现，两者病理变化有相似之处，组织损伤也是异常温度直接作用于组织，及血管损伤后组织血循环不良这两方面相结合加重损伤的后果。因此，血管质量的变化在轻中度烧烫伤的进程转归方向上同样有类似方向盘的作用：血管质量及时得到改善，则烧烫伤趋于恢复方向；得不到及时改善，则烧烫伤后续会持续进展加重或恢复缓慢。不过如果烧烫伤面积大，比起冻伤情况往往就复杂许多。有时候甚至难以有良好的四肢皮肤条件允许实施 RIC，此种情况下可以使用某些药物后适应措施来改善血管质量，也可能促进烧烫伤的恢复。

参考文献

[1] Nyssen A, Benhadou F, Magnée M, et al. Chilblains[J]. Vasa. 2020;

49(2):133-140.

［2］ Ozmen M, Kurtoglu V, Can G, et al. The capillaroscopic findings in idiopathic pernio: is it a microvascular disease?［J］. Mod Rheumatol. 2013;23(5):897-903.

［3］ 白强，罗银河，王妍洁，等. 茄根煎液对Ⅱ度冻疮大鼠模型的疗效观察［J］. 湖南中医药大学学报，2017，37（02）:153-156.

［4］ 肖琪. 盐酸消旋山莨菪碱注射液加入维生素 E 乳膏治疗冻疮疗效观察［J］. 临床合理用药杂志，2020，13（17）:130-131.

［5］ 邓永坤，董寿堂，王银辉，等. 胡椒醇提物的药理学实验研究［J］. 时珍国医国药，2009，20（11）:2790-2792.

［6］ Jaskille AD, Jeng JC, Sokolich JC, et al. Repetitive ischemia-reperfusion injury: a plausible mechanism for documented clinical burn-depth progression after thermal injury［J］. J Burn Care Res. 2007;28(1):13-20.

［7］ Merz KM, Pfau M, Blumenstock G, et al. Cutaneous microcirculatory assessment of the burn wound is associated with depth of injury and predicts healing time［J］. Burns. 2010;36(4):477-82.

［8］ Kraemer R, Lorenzen J, Kabbani M, et al. Acute effects of remote ischemic preconditioning on cutaneous microcirculation - a controlled prospective cohort study［J］. BMC Surg. 2011;11:32.

［9］ Sogorski A, Spindler S, Wallner C, et al. Optimizing remote ischemic conditioning (RIC) of cutaneous microcirculation in humans: Number of cycles and duration of acute effects［J］. J Plast Reconstr Aesthet Surg. 2021;74(4):819-827.

［10］ Eming SA, Martin P, Tomic-Canic M. Wound repair and regeneration: mechanisms, signaling, and translation［J］. Sci Transl Med. 2014;6(265):265sr6.

［11］ Lucius J, Jensen JO, Tasar RR, et al. Acute Microcirculatory Effects of Remote Ischemic Conditioning in Superficial Partial Thickness Burn Wounds［J］. J Burn Care Res. 2023;44(4):912-917.

［12］ 宋永熙. 肝素钠软膏的作用机制及临床应用［J］. 食品与药品，2005（08）:55-56.

［13］ 赵俊祥，王硕，徐闽军，等. 小剂量肝素在严重烧伤早期救治中的应用［J］. 河南大学学报（医学版），2019，38（04）:283-284.

23 远程缺血适应对风湿免疫性疾病的影响

风湿免疫性疾病是一大类以炎症表现为主，与免疫异常相关，主要影响结缔组织和骨关节及其周围软组织结构、功能的疾病，为此许多大型医院专门设置了一个新的诊疗科室，即风湿免疫科。其中风湿性疾病起始于乙型溶血性链球菌感染，后来伴有异常免疫反应发生，主要表现为风湿性关节炎、风湿性心瓣膜病、肾小球肾炎或肾病综合征等；类风湿性疾病、系统性红斑狼疮、多发性硬化症、免疫性血管炎、原发性干燥综合征、多发性硬化症、银屑病、免疫性脑脊髓炎等疾病中，部分属于自身免疫性疾病范围，可归于风湿免疫科治疗。

此类疾病发病机制比较复杂，多难以确定或消除病因，需终身治疗。当症状明显，经检查发现相关实验室及免疫学指标异常得以确诊后，便需及时开展治疗干预。治疗原则上以减轻炎症，抑制异常免疫反应，缓解疼痛等不适，改善患者生活质量为目的，可采用药物治疗、物理治疗或中医传统疗法等对症处理。

持续性较高水平的多类型炎症反应及相关症状的存在是这类

疾病的共同特点之一。前面介绍过炎症的本质是机体应对体内外不良刺激的防御反应，是对机体受损伤组织的修复或对外来病原体及内在衰老死亡组织细胞的清除过程，有利于维护机体内在环境的稳定状态。这个过程发生的部位所表现出来的症状被称为炎症症状。急性炎症有红、肿、热、痛及功能障碍等表现，慢性期有肉芽生成、纤维化或疤痕形成，可产生组织变质、坏死、渗出、增生等病理改变。但是过于强烈的炎症反应会引起人体的不适，甚至造成新的机体损伤，因此必须适当加以干预。炎症通常可简单分为感染性炎症及非感染性炎症。异常免疫反应也称变态反应，属于免疫性炎症，可归属为非感染性炎症的一种。也有两种炎症混合存在的情况，即病原体感染后引起了机体变态反应，目前不少风湿免疫性疾病可能就存在这种情况。

在各种致炎因素的影响下，机体细胞合成释放出种类繁多的细胞因子并参与炎症过程。细胞因子并不都是促进炎症反应的，有些细胞因子实际上具有抗炎症性质，他们与体内其他抗炎机制，如应激状态下释放出的大量糖皮质激素共同作用，避免过于强烈的炎症对机体产生负面影响。正常情况下，体内促炎性因子和抗炎性机制之间形成一定的平衡态，抗炎性机制在帮助机体完成防御功能时使炎症规模不要过度扩大化伤及无辜的正常组织，将炎症反应程度限制在适当范围内。但是在风湿免疫性疾病患者体内，这种内在平衡机制出现了故障。如致炎性因子在疾病条件下合成释放过多，或者是抗炎性细胞因子等抑制炎症力量减弱，更严重的是免疫系统错误地将某些正常组织误判成敌人当成攻击对象，就会产生自身免疫性疾病，导致机体炎症持续维持在较高水平，相关组织器官发生功能甚至结构障碍，出现各种临床症状。因此，能够改善体内促炎与抗炎机制之间平衡的措施，可能影响到此类疾病的转归。

2023 年 6 月，北京某医院一研究团队在《脑循环》杂志上发表的一篇综述性文章详细介绍了远程缺血适应（RIC）对免疫及炎症的调节作用机制。

从分子和细胞水平看，RIC 导致的细胞外腺苷积聚对细胞膜上的 A_2 腺苷受体的激动与 RIC 的抗炎作用有密切关系。A_2 腺苷受体激动后可激活 cAMP/PKA 信号转导通路，该通路继而抑制由 NF-κB 介导的促炎性细胞因子产生。实际上 RIC 在体内可以通过影响多条致炎性信号转导通路的功能、减少致炎性细胞因子产生，从而降低机体炎症水平。

闸样受体（TLRs）是一组对于机体非特异性免疫非常重要的受体家族，也是联系机体非特异性免疫和特异性免疫的纽带。RIC 可引起非特异性免疫耐受，维持适当密度的 TLR_4 受体对于 RIC 的耐缺氧及预适应保护作用产生有重要意义。

RIC 还可抑制趋化因子受体在白细胞上的表达，或降低某些趋化因子的浓度，减少白细胞向炎症部位的聚集；抑制白细胞促炎细胞因子基因的表达；RIC 对白细胞的分化和迁移可产生导向作用，包括单核细胞、T 淋巴细胞和 B 淋巴细胞，如增加单核细胞向非炎症性单核细胞群体的分化数量，使 CD_4 T 细胞向低炎反应型偏移；RIC 显著减少介导肥大细胞和中性粒细胞的胞吐作用的蛋白质含量，降低囊泡内各种自体活性物质或细胞毒物质的释放，减轻过敏反应（也是炎症表现）。

RIC 能引起补体系统的反应，连续 1 周实施 RIC 可显著增高 C 型凝集素的丰度，与免疫性及非特异性抗微生物反应有关。RIC 还通过促使产生细胞外囊泡（包括血小板源、内皮源及成肌细胞源微囊泡）达到防止 TLR_4 过表达、调节补体、降低对促炎性白细胞和中性粒细胞的趋化作用；RIC 促使抗氧化相关基因如热休克蛋白 70 的转录，使超氧化物形成减少，降低超氧化物引起的炎性反应。以上各种机制均与 RIC 产生抗炎作用有关。

不过，与低氧预适应相似，RIC 可促进体内低氧诱导因子 1_α（HIF-1_α）的表达增高，而有文献报道，在几种自身免疫性疾病如系统性红斑狼疮、类风湿性关节炎、系统硬化症及银屑病时该因子的含量都是显著增高的，抑制其表达与症状缓解有一定关系；但也有报道，在多发性硬化症、炎性肠病、免疫性 1 型糖尿病、自身免疫性脑炎患者体内增加 HIF-1_α 的表达与疾病缓解有关。尽管看起来比较矛盾，但说明该因子表达的变化与这些自身免疫性疾病关系很密切。这个现象可能与前列腺素、缓激肽等自体活性物质在机体内的作用比较相似，在不同环境导致的不同浓度下可能具有生理性意义（低浓度）或病理学意义（高浓度）。缺血适应操作时诱导机体产生的少量前列腺素、缓激肽等可对机体产生缺血预适应保护，这是否同样意味着 RIC 诱导的 HIF-1_α 少量表达也是机体产生预适应保护作用机理的一部分，并可能影响到这些自身免疫性疾病发生向好的转归，值得进一步研究。

骨关节病非常常见的风湿免疫性疾病表现之一，如风湿性及类风湿性关节炎、骨性关节炎、滑膜炎、强直性脊柱炎等，常伴有慢性疼痛及功能障碍。慢性疼痛是风湿免疫性疾病较常见的症状，多与各种炎症表现并存。疼痛产生及调控机制十分复杂，涉及对痛觉刺激的感受、转换、上传、整合、痛觉形成等一系列神经系统反应。痛觉神经末梢感受刺激并转换成电信号、然后上传和整合主要与自主神经系统有关，疼痛的感觉形成是在大脑皮层的感觉细胞元。由于内在影响因素众多，加之外在环境对个体心理因素的影响，不同个体对于相同刺激的疼痛感受阈值差别较大，导致对疼痛程度的报告具有相当的主观性。但是多数情况下疼痛导致肌肉关节活动障碍是客观存在的。各类止痛药的使用可使疼痛缓解。止痛药根据其镇痛效能一般分成 3 个级别：较弱的解热镇痛药，如阿司匹林、对乙酰氨基酚、布洛芬、氯芬酸等；强效止痛药如阿片受体激动剂吗啡、杜冷丁（哌替啶）等；止痛效能介于两者之间的止痛药主要是颅痛定（罗通定），是从中药延胡索中提取出来的有效镇痛活性成分。好在大部分情况下此类疾病常见的肌肉或骨关节等疼痛用解热镇痛药便可获得满意控制，但长期使用解热镇痛药多少会产生一些不良反应如消化系统损伤等。

RIC 时机体产生的内源性保护物质中包含内啡肽类等阿片受体配体，因此实施后有一定镇痛效应。加上 RIC 的抗炎作用也会使患者在降低炎症水平后相关疼痛自然有所缓解。RIC 的保护血管作用有利于改善组织中小微血管的物质交换功能及运输血管的质量，改善微循环、降低毛细血管壁通透性、减少组织液生成，增加静脉排出代谢废物等均有利于降低体内炎症水平。

此外 RIC 时增高的腺苷浓度不仅与抗炎作用有关，也有改善睡眠的效果。良好的睡眠有助于机体疲劳的恢复和损伤的修复过程，也有利于缓解比较普遍存在于风湿免疫性疾病患者中的焦虑等不良情绪。

RIC 对风湿免疫性疾病的临床应用报道文献尚不多见。2014年有文献报道在关节炎患者膝关节成形术前实施仅 5 min 的 RIC 就可有效减轻术后痛感。2020 年英国谢菲尔德大学某医疗团队首次报道了一个由 75 名患者完成的临床双盲对照试验，观察 RIC 对多发性硬化症患者的影响，发现仅仅一次 RIC 即可明显改善患者行走能力。2023 年巴西某医疗团队设计并报道了一个关于 RIC 对患膝部骨关节炎的 44 位女性患者条件性痛的作用和心脏自主神经调节关系的临床对照试验方案，目前尚无试验结果可见。

跪坐 RIC 需要膝关节极度弯曲，故在此方法建立之初时并不推荐有膝部骨关节炎的人使用。但有些人坚持用此法锻炼后发现膝关节肿痛减轻了，关节活动情况也有好转。尽管这样，目前仍不推荐有膝关节病变者进行跪坐 RIC 锻炼，而是推荐采用缺血适应仪在上臂实施。

将 RIC 锻炼应用于风湿免疫性疾病，主要是从 RIC 具有抗炎、调节免疫等方面的作用机制出发，以及依据有限的临床报道资料推测出对此类疾病可能会产生一定的辅助治疗效果。鉴于 RIC 的安全性及无创特点，通过激起身体内部尚待阐明的抗病潜力，如果对至今尚缺乏有效治疗措施的某些疾病适当使用，无论从健身锻炼、医学伦理还是从科学探索角度来看，都是值得尝试一下的。

参考文献

[1]　Pearce L, Davidson SM, Yellon DM. Does remote ischaemic conditioning

reduce inflammation? A focus on innate immunity and cytokine response[J]. Basic Res Cardiol. 2021;116(1):12.

[2] Halder SK, Kant R, Milner R. Hypoxic pre-conditioning suppresses experimental autoimmune encephalomyelitis by modifying multiple properties of blood vessels[J]. Acta Neuropathol Commun. 2018;6(1):86.

[3] Xu Y, Wang Y, Ji X. Immune and inflammatory mechanism of remote ischemic conditioning: A narrative review[J]. Brain Circ. 2023;9(2): 77-87.

[4] Tang YY, Wang DC, Wang YQ, et al. Emerging role of hypoxia-inducible factor-1α in inflammatory autoimmune diseases: A comprehensive review[J]. Front Immunol. 2023;13:1073971.

[5] Sanmarco LM, Rone JM, Polonio CM, et al. Lactate limits CNS autoimmunity by stabilizing HIF-1α in dendritic cells[J]. Nature. 2023; 620(7975):881-889.

[6] Dang EV, Barbi J, Yang HY, et al. Control of T(H)17/T(reg) balance by hypoxia-inducible factor 1[J]. Cell. 2011;146(5):772-84.

[7] Biral TM, de Souza Cavina AP, Junior EP, et al. Effects of remote ischemic conditioning on conditioned pain modulation and cardiac autonomic modulation in women with knee osteoarthritis: placebo-controlled randomized clinical trial protocol[J]. Trials. 2023; 24 (1):502.

[8] Memtsoudis SG, Stundner O, Yoo D, et al. Does limb preconditioning reduce pain after total knee arthroplasty? A randomized, double-blind study[J]. Clin Orthop Relat Res. 2014;472(5):1467-1474.

[9] Sauriyal DS, Jaggi AS, Singh N. Extending pharmacological spectrum of opioids beyond analgesia: multifunctional aspects in different pathophysiological states[J]. Neuropeptides. 2011;45(3):175-88.

[10] Chotiyarnwong C., Nair K., Angelini L., et al. Effect of remote ischaemic preconditioning on walking in people with multiple sclerosis: double-blind randomised controlled trial[J]. BMJ Neurology Open. 2020;2(1)

[11] Camara-Lemarroy CR, Metz L, Smith EE, et al. Expanding the Potential Therapeutic Options for Remote Ischemic Preconditioning: Use in Multiple Sclerosis[J]. Front Neurol. 2018;9:475.

24 缺血适应锻炼与单纯肝囊肿

　　肝囊肿是外科常见的肝脏良性囊性疾病，其中先天性单纯肝囊肿最为常见，可表现为单发或多发性。也有因为寄生虫感染形成的，如肝包虫性囊肿。因为比较小的肝囊肿通常没有什么症状，许多人是在体检时发现的。女性发病率高于男性。B超检查所见肝囊肿形态多为近圆形或椭圆形，直径多在 10 cm 以内，里面可能还有分隔。当囊肿逐渐增大时，可因压迫邻近脏器而出现症状。

　　单纯性肝囊肿通常不需要治疗，当囊肿直径增大到患者开始出现压迫症状，如餐后产生不适、饱胀、恶心、呕吐、右上腹不适或胀痛，此时就需要就医了。肝囊肿本质上虽然不像恶性肿瘤一样预后差，但体积过大后除了压迫周围脏器，也可压迫肝组织自身，此外受到外力撞击后还有破裂危险，因此需要医疗干预。中医可以通过辨证施治使用中药缩小囊肿改善症状，西医对此通常无合适药物可用，但可以通过外科手术治疗，如在 B 超监测下行囊肿穿刺抽液后注射硬化剂，或经腹腔镜手术开窗将囊液引流到腹腔，也可经传统开腹手术切除囊肿等。

　　单纯性肝囊肿多含有清亮无色或淡黄色囊液，应该是囊壁毛细血管内的血浆成分经囊壁上皮细胞分泌而来，所以通常采用囊内注射硬化剂，如无水乙醇或聚桂醇凝固囊壁上皮细胞，改变其分泌特性，抑制囊肿再生长。囊肿的体积会随着囊液的生成速度和吸收速度的相对变化而改变。当囊液产生速度快于吸收速度时，囊肿体积会逐渐增大；当吸收速度快于产生速度时，囊肿会逐渐缩小。所以，如果应用药物或其他方法能降低囊壁中毛细血管的通透性，减少囊液的形成，也许可能使得这个平衡中的囊液吸收速度超过产生速度，使得囊肿体积缩小到安全无症状的范围内。

远程缺血适应（RIC）技术具有良好的保护血管内皮结构及功能的作用，多项试验中表现出明显的降低毛细血管通透性的效果，显著减轻不同因素导致的组织水肿。据此，当一位患单纯性肝囊肿的患者在囊肿增大到接近 9 cm，被医生告知需要准备穿刺抽液之际向我咨询时，我建议她每日采用间断性跪坐 RIC 法锻炼试试看，定期进行 B 超检查观察囊肿体积变化。几个月后，B 超显示肝囊肿直径减少到 8 cm 以内。后来患者自述工作太忙便经常忘记了跪坐锻炼，数月后 B 超发现囊肿体积又回到 8 cm 以上。我告诉她可以坚持练下去，虽然锻炼后缩小速度比较慢些，但只要维持不再长大就可避免让她有些害怕的手术治疗。

RIC 对于肝囊肿影响的观察目前尚未见到文献报道，此案例是作者依据这类单纯囊肿的病理生理机制中，囊液生成如果慢于吸收速度就可能使囊肿生长速度降低下来甚至逐渐缩小这个原理，推荐患者尝试采用 RIC 方法的。结果表明：如果坚持实施 RIC 对于单纯性肝囊肿可能有一定干预效果。此种推论及应用建议仅代表作者个人观点，请其他类似患者咨询医生后谨慎采用，以免延误必要治疗。

🔖 参考文献

［1］ Shimizu T, Yoshioka M, Kaneya Y, et al. Management of Simple Hepatic Cyst[J]. J Nippon Med Sch. 2022;89(1):2-8.

［2］ 刘宁，贾海忠，赵进喜，等. 肝肾囊性疾病，当明确诊断；临床干预治疗，应中西融合［J］. 环球中医药，2023，16（12）:2474-2478.

［3］ 张得峰. 超声介入下囊肿内注射不同硬化剂治疗肝囊肿的效果分析［J］. 中国社区医师，2023，39（29）:35-37.

25 间断性跪坐对排便的影响

　　这个影响属于我起初没有预料到的作用之一。刚开始有朋友采用跪坐方式锻炼后，见面时会告知我，觉得比较明显的改变是跪坐使便秘缓解了不少。我并没有在意，因为这个作用并不在我对间断性跪坐缺血适应效果的观察范围内，以为只是个偶然现象而已，可后来有更多朋友向我反馈了这个现象，使我不得不关注。

　　但是，我从缺血适应理论及其临床转化应用实践的文献中未能找到缺血适应可增加大肠蠕动促进排便的依据，倒是从不少介绍跪坐的网络文章或小视频中，获得了一些启示。看来这个作用与跪坐这个姿势有关，与缺血预适应的保护效应关系并不一定密切。

　　于是专门查阅了关于跪坐对于消化系统（中医的脾胃）的影响方面的文献，找到几篇相关文章。早在隋朝，就有巢元方采用调和心气的方法治疗虚劳膝冷的文章，其中提到跪坐的使用。其在《诸病源候论》中云："互跪，调和心气向下至足，意想气索索然，流布得所，始渐渐平身。其功法为：跪坐于席，放松入静，安神定志，内视心气，意想气之流动有如风吹树叶索索作响，引气下行至足，流布病所，然后渐渐起身，治疗虚劳膝冷"。

当代研究文献中则发现，临床护理措施方面有过利用跪坐法缓解长期功能性便秘症状的方法。具体为对长期便秘、腹胀的患者，指导其晨起空腹饮 1 杯 250 ml 温水后，跪坐在床上，并以双手顺时针和逆时针方向以打圈的方式按摩腹部各 50 次，可起到促排便的效果。作者分析其机制可能与以下因素有关：首先，空腹时较快饮入 300 ml 左右的水后，可以使处于空置回缩状态的胃腔迅速被动扩张，胃壁内的感觉神经末梢受到扩张牵拉刺激后产生牵张反射，使得大肠神经也随之活跃，胃肠蠕动增强。加上双手打圈式按摩腹部的刺激作用，更有助于增加促进排便的大肠推进式蠕动；其次，从中医角度来看，跪坐姿势可刺激到人体的几条腿部经络，如下肢前外侧的足阳明胃经、内侧的足太阴脾经、足少阴肾经、下肢后正中的足太阳膀胱经等。特别是足太阳膀胱经，在跪坐姿势中其位于腿部的众多穴位均受到挤压，而其中承扶穴、秩边穴和承筋穴是治疗便秘可取的穴位。因此，间断性跪坐姿势可促进排便，运用中医的经络腧穴理论来分析是能够讲得通的。

有人可能说，一直保持跪坐练习难道不会便秘了吗？当然会，因为导致便秘的原因有多种，跪坐与否并不是唯一影响因素。

故需提请读者注意的是不同原因导致的便秘，处理方法也是有区别的，请有便秘问题的读者还是先咨询医生给予针对性治疗。跪坐方法不一定对所有类型的便秘有效。

参考文献

［1］ 章文春.《诸病源候论》去虚劳导引法探析［J］. 江西中医药，2004，

（11）：16-61.

［2］ 范铁兵，杨志旭．"和法"治疗虚劳研究概况［J］．辽宁中医药大学学报，2017，19（09）：78-81

［3］ 刘俊．护理干预对功能性消化不良患者抑郁焦虑以及临床疗效的影响［J］．西南军医，2015，17（01）：94-96.

［4］ 冯蕾．适当运动也养胃［J］．农村新技术，2018，（01）：62-63

［5］ 黄仲远，赵伟，赵波，等．基于数据挖掘的治疗功能性便秘取穴规律分析［J］．按摩与康复医学，2022，13（08）：48-51.

［6］ Liu Z, Yan S, Wu J, et al. Acupuncture for Chronic Severe Functional Constipation: A Randomized Trial［J］. Ann Intern Med. 2016;165（11）:761-769.

［7］ Hu W, Ying X, Sun J, et al. Self-administered acupressure for chronic severe functional constipation: A study protocol for a randomized controlled trial［J］. Medicine (Baltimore). 2021;100(25):e26349.

［8］ Kishimoto S, Sasaki H, Kurisu S, et al. Bilateral atrophy of the extensor digitorum brevis muscle might be a useful sign for diagnosing diabetic polyneuropathy in Japanese men who do not sit in the traditional "seiza" style［J］. J Diabetes Investig. 2021;12(3):398-408.

［9］ Sugitani Y, Inoue R, Inatomi O, et al. Mucosa-associated gut microbiome in Japanese patients with functional constipation［J］. J Clin Biochem Nutr. 2021;68(2):187-192.

第三章

相关论文

打坐健身机制新探

叶少剑

江汉大学医学院

打坐，也称盘坐，是一种十分古老的养生锻炼方式。[1] 利用现代医学理论向大众科学解释打坐健身的机制，特别是与缺血预适应[2] 及缺血后适应[3] 理论契合起来，相信有需求的人们会更愿意选择这种简单易行，安全可靠的健身方式，从而以很少的代价获得很好的健身甚至治疗效果。

1 打坐简介

1.1 打坐由来

自古以来许多养生锻炼采用盘坐姿势进行，中国人打坐的历史至少在千年以上，可以认为这是一种安全的，适合于人类的姿势。

1.2 打坐的姿势

平坐后，将双腿交叉盘于体前，脊柱正直，抬头平视，放松身心，调整呼吸，逐步入静。根据不同人下肢关节、肌肉、肌腱、韧带的情况，可以采取双盘、单盘，或简单的，双脚均在下方的普通盘坐。不同个人应依据自身对腿脚反应的忍受情况调整盘坐时间，如开始锻炼时每次 10～15 min 为宜，然后逐步延长盘坐时间至每次 1～2 h。锻炼结束后，解除盘坐宜缓慢，先移开外边的脚，再伸展压在下面的脚，并用手轻轻揉压放松小腿和脚。

1.3　打坐的健身效果

瑜伽术是目前不多的将打坐作为健身锻炼的体育门派之一。在中国，普通人群鲜有将其作为健身术练习者。一个不容忽视的事实是，自古以来这些练习者们往往寿命比一般人长，患病也比较少。有的病患通过练习打坐身体健康情况明显好转了，特别是近些年来，一些心脑血管疾病患者通过练习打坐获得不少改善[4]。打坐对老年人认知功能也有改善效果，并能增强机体抗氧化能力[5]。

2　调整呼吸对内脏及神经功能的调节作用

2.1　呼吸与腹腔脏器

胸腔与腹腔之间以膈肌相隔，一些重要腹腔脏器通过韧带与膈肌联系在一起。呼吸时膈肌的上下运动可以促进腹腔脏器的运动。以肋间肌活动为主导致的胸廓运动称为胸式呼吸，以膈肌活动为主的呼吸为腹式呼吸，如果这两种肌肉同时参与呼吸运动，为混合式呼吸。一般情况下，小儿呼吸以腹式呼吸为主，膈肌在吸气时下降，同时腹部鼓起；成人则主要为胸式呼吸，吸气时胸部扩张而腹部鼓起不明显。长期胸式呼吸对健康有一定负面效应：一方面，扩张肺上部为主，使得肺的下半部分扩张不充分，肺功能会逐步减退；另一方面，腹腔脏器也得不到充分运动，特别是胃肠道蠕动会减少。因此成人有意识加强腹式呼吸既有助于肺的结构和功能维持，也有利于腹腔脏器的运动和功能改善。

2.2 内脏的神经支配特点

中枢发出神经纤维支配效应器官时有两种情况。一种是直接到达效应器官，另一种不是直接到达效应器官，而是中途在神经节更换神经元后，由神经节发出的神经支配效应器官。从脊髓发出的运动神经支配骨骼肌便是第一种情况。这种直接从中枢到骨骼肌的运动神经支配可以受到人的意识控制，使骨骼肌产生所谓的随意运动。除此之外的心肌、各种平滑肌以及腺体等效应器官的神经支配属于第二种情况。即中枢传出的神经在到达神经节细胞时，神经节细胞同时还接受来自其他许多神经的信息，神经节细胞将这些信息整合后再发出神经纤维支配效应器官。如此一来，中枢来的信息量在神经节被大大稀释了，失去了类似于运动神经支配骨骼肌的唯一性。所以除了骨骼肌之外的内脏器官运动都不能由意识直接支配。比如，我们不能自由支配心脏、肾脏、胃肠、胆道、输尿管、血管、腺体的活动。事实上，在自主神经（包括交感神经和副交感神经）的正常支配下，这些内脏器官可以很和谐地运行，并不需要我们有意识地去控制。但是一旦出现问题，我们也难以及时发现。

2.3 呼吸调节对自主神经功能的影响

有一个内脏器官是个例外，它的活动既受到自主神经的支配，也受到意识的支配：这就是肺。作为呼吸器官，肺通过不断地交替扩张和收缩进行气体交换，为机体提供必需的氧气并排出二氧化碳。但是肺本身不会主动收缩或扩张，它的运动是在胸腔的运动下被动进行的。支配胸腔运动的主要是属于骨骼肌的肋间肌和膈肌，分别受肋间神经和膈神经支配，所以人可以随意运动胸廓，调整肺的运动。但是，胸廓运动也受到自主神经的控制和调节。在中枢神经的脑干部位有许多调节呼吸运动的神经细胞群，被称为呼吸中枢。它们发出神经纤维影响支配肋间肌和膈肌的脊髓前角神经元，加上肺牵张反射及呼吸肌的本体感受性反射对呼吸中枢的节律性影响，共同形成自律性呼吸的基础。在人的意识没有放在呼吸运动上时，自主神经忠实地承担起自主呼吸的任务。人如果有意识控制呼吸肌运动，则可随意改变呼吸频率和幅度，而这种有意识控制导致呼吸的改变会反馈性影响到呼吸中枢的功能。因此，我们可以将肺看成是联系运动神经和自主神经系统之间的桥梁，这为通过有意识主动调节呼吸运动来改变自主神经的功能提供了结构基础和理论依据。比如，当人体进行深呼吸时，交感神经系统活性降低，长期打坐后自主神经系统功能的紊乱会逐渐恢复正常[6]。

2.4　深呼吸改善淋巴回流

调整呼吸还有一个作用就是可以改善淋巴回流。胸腔负压是淋巴系统中淋巴液流动的主要动力。深吸气时胸廓体积增大，肺脏的回缩力加强，可以加大胸腔负压，加强对淋巴液流动的抽吸作用，加快淋巴液回流速度。女性过紧的胸衣会导致胸壁淋巴回流障碍，与乳腺疾病的发生有密切关系。经常做深呼吸有利于改善这种状态。

3　入静的作用

3.1　入静的意义

入静亦称冥想，意指精神放松并降低大脑的思虑活动。人类进化至今，大脑新皮层厚度为灵长类动物之首。新皮质层是精神、情感、思维、社会行为等高级神经活动的结构基础，并使得人类具有其他动物少有的利用和改造大自然的能力。人类群居形成特有的社会化结构，构成了较其他动物生存环境复杂得多的生活环境，人际关系较动物之间关系复杂了许多。日常除了满足衣、食、住、行等基本生活的活动外，人们的精神生活空前丰富多彩，欲望也空前高涨，同时心理精神类疾病也显著增多。值得注意的是，大脑长期处于焦虑烦恼状态会导致皮层下自主神经及内分泌系统功能紊乱，引起机体亚健康状态，或产生相应躯体疾病，比如高血压、糖尿病等。在打坐时进行放松，入静能有意识克服脑中产生的诸多连绵不断的思想，减少大脑皮层的功能活动，降低交感神经活动，改善能量代谢和内分泌状态[7]，有利于身心以及脑功能的协调，从而减轻疾病症状。

3.2　入静时脑功能状态

对资深冥想者进行脑电图检查发现，在他们进入深度冥想状态时，脑电图显示大脑为意识清醒但活动非常低的状态[8]，α波增加，频率减慢；磁共振显示脑能量利用显著减少。

4　缺血预适应保护作用

这个作用至今尚未得到业界认识，却可能是打坐产生健身效果的非常重要的机理。

4.1　缺血再灌注损伤与缺血预适应、后适应保护

研究发现，器官严重缺血后恢复血流供应时，其功能并非马上恢复正常。相反，血液中的氧分子会在缺血区域形成多种活性

氧基团，后者导致缺血区组织的进一步损伤，这种损伤称为缺血再灌注损伤[2,9]。正如对付传染病可采用小量病原体作为疫苗进行预防一样，预先进行短时间、多次重复的缺血再灌注，可以大大降低严重缺血后复灌注带来的损伤程度，这被称为缺血预适应保护作用[2]。如果在长期缺血后，复灌早期采取反复多次短期复灌，也可以降低随后持续复灌造成的损伤，称为缺血后适应性保护作用[10]。

4.2　远程缺血预适应（remote ischemic preconditioning，RIPC）

有意思的是，除了对具体器官采用缺血预适应能对器官自身有效保护，机体还表现出 RIPC[11] 保护现象：通过对身体其他部位进行缺血预适应可以保护没有进行预缺血的器官。比如临床常采用短暂阻断四肢血流进行缺血预适应来保护心脏或大脑等重要，但难以进行缺血预适应的远程脏器。这种现象表明缺血预适应是一种全身性反应。研究证明 RIPC 产生与体内一系列的保护性机制被激活有关，如内阿片系统、腺苷系统、缓激肽、前列腺素等均有不同程度的功能变化[12]。且一次 RIPC 后可产生即时性和延迟性两个阶段的保护作用，前者持续约 3 h，后者可以维持 3 天。更有意义的是，RIPC 不仅表现出保护作用，对已经形成的心脑血管系统疾病还表现出良好的治疗作用，如降低高血压、治疗脑卒中等，在临床上已经作为有效的治疗措施并被采纳[13]。

4.3　打坐时的盘腿是一种 RIPC

打坐时，下肢血流的暂时减少或阻断及打坐结束后的血流恢复本质上起到了 RIPC 保护作用。初学打坐时，盘坐一定时间下肢就会开始疼痛，而结束后小腿和脚还会出现麻木、胀痛或针刺样痛，这应当与肌肉、皮肤血流复灌产生的反应有关。有趣的是，随着打坐的熟练，这种不适感会逐步减轻，当长时间打坐后基本上不出现疼痛现象时，锻炼者称之为"腿盘熟了"。这是否意味着预适应保护作用已经产生了呢？由于打坐者每天重复练习，因此心脑血管系统基本上时刻处在这种保护作用之中。这能够很好解释心血管疾病患者为何能够明显受益于打坐锻炼，因为调息和入静能够缓解神经系统的压力和紊乱，难以完全解释对心血管系统的显著保护和治疗作用。

4.4 远程缺血后适应保护

除了缺血预适应保护作用外，打坐结束时还可以通过反复短暂放开腿脚压迫产生缺血后适应保护作用[3]。

4.5 进一步实验验证的思路

缺血适应性保护作用近些年来在国内外医学界得到广泛重视，许多有关研究已经将其机理揭示的比较清楚。如果将打坐人群与缺血适应保护相关的生理生化及机能学指标加以统计，分析并研究，不难判断出该类人群体内是否存在相应保护作用，有利于揭开打坐健身机理的神秘面纱。

除以上现代医学理论阐释外，也早就有人用传统中医理论来阐明打坐健身作用机理，如打坐有助于打通人体经络等，在此不做赘述。在上述的调整呼吸、放松入静、RIPC 保护等理论解释打坐健身机制时，最值得进一步探讨的是与 RIPC 保护理论的契合研究。打坐是中国数千年文明孕育出的许多值得研究的健身方式之一，以上的现代科学方法可能还不足以完全解释所有的机制。缺血预适应保护理论问世不过 20 余年[2]，是否能够很好解释打坐的健身作用，特别是对于心血管系统疾病的治疗作用期待进一步研究证明。将打坐加以研究也有助于在研究祖辈留下来的文明遗产时，达到取其精华，去其糟粕的目的。如果将其中好的内容发扬光大，不仅可以继续造福子孙后代，也有利于保护和弘扬中华传统文化中的优秀部分。

参考文献

［1］ 郭德才. 科学证明打坐确实可养生增智［J］. 家庭中医药 2007，（7）: 40-41

［2］ Murry CE, Jennings RB, Reimer KA. Preconditioning with ischemia: a delay of lethal cell injury in ischemic myocardium［J］. Circulation. 1986;74(5):1124-36.

［3］ Crimi G, Pica S, Raineri C, et al. Remote ischemic post-conditioning of the lower limb during primary percutaneous coronary intervention safely reduces enzymatic infarct size in anterior myocardial infarction: a randomized controlled trial［J］. JACC Cardiovasc Interv. 2013;6(10): 1055-63.

［4］ Brook RD, Appel LJ, Rubenfire M, et al. Beyond medications and diet: alternative approaches to lowering blood pressure: a scientific statement from the american heart association［J］. Hypertension. 2013;61(6):1360-83.

［5］ Chiesa A. Zen meditation: An integration of current evidence［J］. J Altern Complement Med 2009;15:585-92.

［6］ Fiorentini A, Ora J, Tubani L. Autonomic system modification in Zen practitioners［J］. Indian J Med Sci. 2013;67(7):161-167.

［7］ Bhasin MK1, Dusek JA, Chang BH, et al. Relaxation response induces temporal transcriptome changes in energy metabolism, insulin secretion and inflammatory pathways［J］. PLoS One. 2013;8(5):e62817.

［8］ Hinterberger T, Schmidt S, Kamei T, et al. Decreased electro-physiological activity represents the conscious state of emptiness in meditation［J］. Front Psychol. 2014,5:99.

［9］ 王彦，赵英男，邹丽琳，等. 心肌缺血-再灌注损伤大鼠心电图变化机制的研究［J］. 大连医科大学学报，2010，32（2）:160-165.

［10］ 范治璐，杜鑫，李卫平，等. 缺血后处理对大鼠肾脏缺血再灌注损伤及 NF-κB 表达的影响［J］. 大连医科大学学报，2009，31（5）: 524-528.

［11］ Kharbanda RK, Mortensen UM, White PA, et al. Transient limb ischemia induces remote ischemic preconditioning in vivo ［J］. Circulation. 2002;106(23):2881-2883.

［12］ 侯宝军，任长虹，李恩颉，等. 远程缺血预适应研究进展［J］. 中国医药. 2013，8（6）:871-873

［13］ Hahn CD, Manlhiot C, Schmidt MR, et al. Remote ischemic per-conditioning: a novel therapy for acute stroke? ［J］. Stroke. 2011;42 (10):2960-2962.

（本文原发表于《医学与哲学》，2014 年第 11B 期）

间断性跪坐缺血预适应方法探索及应用

叶少剑[1]　袁春平[2]　方超[1]　关庆宇[1]　卢小颖[1]　江泓[1]　郑淑园[1]
张培[1]　成梦凡[1]
1 江汉大学医学院；2 江汉大学体育学院

随着人类生活水平持续改善及平均期望寿命逐渐增加，心脑血管疾病成了影响人们老年生活质量的主要原因之一。如何做到预防为主，治未病，是国家要求医药卫生工作者研究的方向。缺血预适应在防治心脑血管疾病方面有着很明显的作用。该理论已经被提出 30 余年，但是由于各种原因至今应用不够广泛。1986年 Murry 等发现[1] 预先对心脏进行短时间，多次重复的缺血-再灌注后，大大降低了严重缺血后复灌注带来的心肌损伤程度。后来研究发现，对其他器官进行缺血预适应后，对心肌组织也能同时产生保护作用，此现象被称为远程缺血预适应（remote ischemic preconditioning，RIPC)[2]。四肢属于容易进行体外阻断血流的人体结构，所以临床常采用止血带或血压带反复短暂加压阻断上肢或下肢血流进行无创性 RIPC[3]。有研究表明：跪坐姿势可以阻止下肢血液供应[4]，小腿骨骼肌氧含量急剧降低并持续整个跪坐阶段。本研究旨在探索通过合理利用跪坐，建立一种更方便实施的 RIPC 方法，有利于向大众推广。RIPC 可以改善皮肤微循环[5]，我们观察了应用间断性跪坐法实施 RIPC 对前臂皮肤毛细血管脆性的影响。

1. 实验对象、仪器和方法

经江汉大学医学实验伦理委员会批准，分两批共募集江汉大学医学院本科医学生 70 人，性别不限，年龄 19～21 周岁。均为医学院本科 1 至 3 年级学生，生活习惯及生活学习环境基本相似。要求膝关节及下肢无结构及功能障碍，体重、血压、血常规值在正常范围内，无基础性疾病。每位同学可参加如下实验中的一项或多项。实验过程中因发生疾病或不及时进行检查的学生被排除实验。实验分两个批次进行，最终完成实验者共 61 人。

1.1　两种缺血再灌注方法对腓肠肌肌氧含量的影响

文献表明[6]：手术中反复夹闭患者股动脉进行下肢缺血预适应时，其下肢骨骼肌肌氧含量呈现与缺血对应的规律性变化，肌氧含量可以反映肌肉缺血情况。本实验采取体外测试腓肠肌肌氧含量的方法，以观察两种无创性阻断腘动脉方法是否会引起其支配的腓肠肌肌氧含量的类似改变。参加者 12 人，每人以肌氧含量测试仪测量同一部位腓肠肌分别在间断性血压带束缚大腿或间断性跪坐时肌氧含量的变化。为避免反复缺血复灌带来的可能影响导致结果偏差，采取其中 6 人先测血压带束缚式缺血复灌，另 6 人先行测试间断跪坐式缺血复灌，一种方式测试结束后休息 15 min 进行另一种方式测试。

1.1.1　仪 器　美国产 ANT＋牌 MOXY-3 型肌氧含量测试

仪。使用前充电并调试好日期及时间。使用时固定在受试者待测试肌肉表面的皮肤上，打开电源即开始测试并记录数据。

1.1.2　间断性血压带束缚大腿对腓肠肌肌氧含量的影响

通常，实施局部缺血预适应及束缚四肢的远程缺血预适应方案大多是通过阻断动脉 5 min 后复灌 5 min 进行短暂缺血再灌注，并重复 3~5 个回合完成[1-3]。鉴于此，本试验中将血压带绑缚在受试者膝关节上方，快速充气加压至 200 mmHg 以阻断股动脉并维持 5 min，然后放气再灌注 5 min，重复 3 次共 30 min。同步记录腓肠肌偏外侧部位的肌氧含量。

1.1.3　间断性跪坐对腓肠肌肌氧含量的影响

跪坐，也称正坐。取跪坐姿势时，脚背和小腿前部与地平面紧贴，膝关节弯曲接近 0°，踝关节则绷直成 180°，臀部压坐在双侧脚后跟上，上身垂直于地面，重量完全压在小腿上。立起时将膝关节放开成 90°或以上即可。试验时采取跪坐 5 min，立起 5 min 的方法，重复 3 次共 30 min。同步记录腓肠肌偏外侧部位的肌氧含量。

1.2　间断性跪坐对前臂皮肤毛细血管脆性及血压的影响

为了初步观察间断性跪坐对人体血管功能的影响，本实验选择了毛细血管脆性这个比较容易观察和实施的可以评价血管功能的指标，初步在大学生群体中进行了观察。受试者随机分成两组，剔除试验期间生病及不能按时完成检查的同学，最终结果对照组 27 人，实验组 34 人。

1.2.1　毛细血管脆性实验及改进实验

参照实验诊断学方法，在一侧前臂肘窝下 4 cm 处画一个直径 5 cm 的圆圈，观察其中是否有出血点，如有则用记号笔标出。用水银血压表常规测量上臂血压，然后再次给血压带充气，将压力维持在平均动脉压水平 8 min 后放气解开血压带，等候 5 min 后计数圆圈内的出血点数量，少于 10 个出血点为正常。改进毛细血管脆性实验方法同前，只是将血压带维持在平均动脉压的时间由 8 min 延长到 15 min，可在另一侧前臂同时进行。

1.2.2 间断性跪坐对毛细血管脆性的影响

第一次（实验 0 周）测试毛细血管脆性后，实验组同学按照 1.1.3 方法每天进行 30 min 的间断性跪坐缺血预适应练习，于第 28 天（4 周）接受第二次毛细血管脆性测试。对照组同学要求进行间断性跪而不坐练习。两组均有部分同学于两次之间即第二周后接受另一次测试。

1.2.3 间断性跪坐对血压的影响

记录并统计受试者进行毛细血管脆性实验时测得的上臂收缩压、舒张压，比较实验前后血压值的变化。

1.3 间断性跪坐对血小板及血红蛋白含量的影响

第二批参加实验的实验组和对照组同学于第 0 周和第 4 周测试毛细血管脆性后进行血常规检测，观察间断性跪坐 4 周对受试者血小板和血红蛋白含量的影响。

1.4 数据统计

实验数据采用 Student's t 检验。

2. 结果

2.1 两种缺血再灌注方法对腓肠肌肌氧含量的影响

统计两种不同阻断血流方法下三个缺血再灌注周期中每次缺

血和复灌第 1 min 和 5 min 末的肌氧含量数据，发现每次阻断血流后，肌氧含量便开始持续下降，至第 1 min 末已经有显著降低（与本轮缺血前比较均 $p < 0.05$）。与血压带 200 mmHg 阻断血流比较，跪坐法缺血导致肌氧含量降低更迅速。5 min 末大部分受试者肌氧含量降至 0，第 1、5 min 末该值下降两组差别均有极显著意义（$p < 0.01$）。复灌期的肌氧含量在第 1 min 两法相似，会短暂上冲至比正常值高，旋即肌氧含量又稍降低然后基本稳定。跪坐法降低的幅度大于束缚法，在复灌 I 和复灌 II 中，第 5 min 末降低后的值与血压带束缚法比较差别有显著意义（$p < 0.01$），但总体降低幅度并不明显，与自身正常值比较差异无显著意义。结果见表 1。

2.2 重复间断性跪坐对毛细血管脆性的影响

预实验发现，束臂 8 min 时大部分同学毛细血管脆性正常，当采用了改进的测试法即延长束臂时间（至 15 min）后，则出血点超过 10 个的同学明显增加（未发表资料），且延长束臂时间没有出现更多不适症状，提示改进法可以作为筛选毛细血管脆性隐性增高人群的方法。为了更好观察到间断性跪坐 RIPC 对皮肤毛细血管脆性的作用，本实验测试采用改进法进行。结果表明，在生活学习及作息运动规律相似的同学之间，每日进行间断性跪坐的同学 2 周后部分同学皮肤出血点已经减少（对照组 13 人 24.7±19.21，实验组 20 人 18.0±13.59，后者与 0 周比较，$p = 0.06$），4 周后均有显著改观，与自身实验前及对照组比较减少均有显著意义（$p < 0.01$），表明间断性跪坐 4 周后毛细血管脆性明显降低了，或者说毛细血管质量改善了。结果见表 2。

表1 间断性血压带束缚法或跪坐法对腓肠肌肌氧含量的影响(%,$\bar{x} \pm SD$,n=12)

方法/时间	正常	缺血I		复灌I	
		1 min	5 min	1 min	5 min
束缚法	60.3±9.97	48.2±9.85※	25.3±14.70※	69.0±12.07	64.0±6.00
跪坐法	59.2±10.24	32.9±13.44*※	4.9±7.36*※	66.0±11.00	56.4±6.76*

方法/时间	正常	缺血II		复灌II	
		1 min	5 min	1 min	5 min
束缚法	60.3±9.97	56.0±7.91#	28.0±13.00※	70.8±12.4	61.0±7.60
跪坐法	59.2±10.24	39.3±12.44*※	6.1±9.20*※	65.6±13.10	50.2±7.92*

方法/时间	正常	缺血III		复灌III	
		1 min	5 min	1 min	5 min
束缚法	60.3±9.97	51.7±8.74#	25.0±14.00※	67.7±8.91	63.0±8.00
跪坐法	59.2±10.24	37.3±8.98*※	4.8±7.01*※	66.9±11.50	55.3±10.40

注：与本轮缺血前比较，#:$p<0.05$；※:$p<0.01$；
与束缚法相比，*:$p<0.01$。

表2　重复间断性跪坐对大学生毛细血管脆性的影响（出血点数量，X±SD）

组别	人数	0周	4周
对照组	27	24.2±16.39	24.6±17.21
实验组	34	27.3±16.90	9.5±6.33**

注：**实验组与0周及对照组4周比较，均 $p<0.01$。

2.3　重复间断性跪坐对血压的影响

参加实验的同学入选时血压在正常范围，四周实验后收缩压和舒张压变化较小，差异经检验无统计学意义。结果见表3。

表3　重复间断性跪坐对血压的影响（mmHg，X±SD）

组别	人数	收缩压		舒张压	
		0周	4周	0周	4周
对照组	27	105.3±10.78	103.7±9.56	70.1±7.07	67.1±8.78
实验组	34	102.5±8.58	99.1±7.76	68.9±8.02	66.8±7.43

注：实验组4周时收缩压及舒张压与其0周及对照组比较差异均无显著意义。

2.4　重复间断性跪坐对血小板和血红蛋白含量的影响

检测发现参加实验的两组同学血小板及血红蛋白含量的两次测试结果都在正常范围内，两次测试数据的自身前后配对及组间 t 检验均无明显差异。表明每天间断性跪坐30 min，连续实施4周对血小板及血红蛋白含量没有显著影响。结果见表4。

表4　重复间断性跪坐对血小板及血红蛋白含量的影响（$n=14$；X±SD）

组别	血小板数量（$10^9/L$）		血红蛋白含量（g/L）	
	0周	4周	0周	4周
对照组	229.6±31.36	215.1±48.80	142.6±14.71	138.5±16.92
实验组	227.3±45.07	214.9±51.51	137.1±9.26	134.9±8.26

注：实验组4周时血小板数量及血红蛋白含量与其0周及对照组比较差异均无显著意义。

3. 讨论

缺血预适应的理论被提出已近 32 年[1]。其转化医学历程从有创性心脏冠脉应用到肢体无创性 RIPC 应用经历了 16 年[3]。在之后多年的众多临床研究文献中[7]，既有表明 RIPC 能对缺血脏器起到有效保护作用[8]，还能够改善运动功能[9]，也有许多报道其保护作用并不明显[10]。不过不难发现的是，大部分 RIPC 的临床研究是术中由医护人员采取实施 1 次或 2 次（加上术后 RIPostC）肢体 RIPC。由于手术中众多其他因素的干扰，有时很难得出 RIPC 是否产生保护效应的结论。既然实施一次 RIPC 便能获得一定效果，如果每天实施这种保护作用是否有累积效应呢？Meng[11] 等对中风患者采用每天 2 次用血压表加压进行 RIPC，连续 180 天，获得了良好的防治效果。如果能找到更加简单易行的 RIPC 方法，有利于其在大众中的预防应用。本研究正是旨在建立一种普通人可自助实施的 RIPC 方法。

早期的缺血预适应是在动物实验过程中，通过直接阻断动脉的血流造成相应器官缺血，然后解除阻断完成再灌注的[1]，阻断动脉和解除阻断都能迅速达成。具有体外应用价值的无创性远程缺血预适应是通过止血带或血压带束缚上臂或大腿，充气加压到 200 mmHg 以压迫肱动脉或股动脉阻断血流造成前臂或小腿组织缺血，然后放气复灌的。与直接手术阻断动脉不同，血压表充气加压往往需要数秒甚至十余秒钟时间才能达到需要的压力值，这种环肢体加压束缚除了阻断动脉血管也同时阻断了皮肤静脉回流，并且由于静脉位置比动脉表浅且壁薄往往先于动脉被阻断，而动脉继续灌流会造成前臂或下肢血管床过度充盈，受试者会感觉胀痛不适，因而有些人心存顾虑，难以长期坚持。

人体的某些姿势可以导致血管受压，如打坐时的下肢相挤压，下蹲时的股动脉和腘动脉受压以及跪坐时的腘动脉受压。其中跪坐姿势因为占地面积小，姿态端庄雅致，起坐方便，作为人类的正坐姿势被使用了数千年。研究表明：跪坐会阻断腘动脉血流[4]，持续 30 min 以上的跪坐会导致下肢功能甚至结构障碍。如果换个角度思考，可以利用跪坐对腘动脉的阻断作用，采用间断性跪坐来实施缺血预适应。本实验通过比较间断性跪坐与已经被认可的加压束缚肢体法对人产生的下肢缺氧效果，证明了两种方法结果的一致性。从腓肠肌的肌氧含量变化来看，跪坐时肌氧含量下降更迅速、更彻底，可能与跪坐对腘动脉的阻断作用几乎在坐下同时就能达成有关；而加压束缚肢体时充气需要时间相对较长，对血流阻断的过程缓慢并引起动脉充盈导致肌氧含量下降慢。因此可以认为间断性跪坐产生的缺血预适应更接近于理想中的效果。此外，跪坐对皮肤表浅静脉的回流影响较小，短时间（5 min）内不会有肢体皮肤胀痛等现象产生，更易于被受试者接受。

毛细血管脆性主要反映了皮肤微血管在管内压力增高时保持结构和功能完整性的能力或者说弹性大小，与血小板相关。当血管弹性降低或脆性增高时，或者血小板减少时，管内压力增高就容易导致管壁破裂，表现为出血点。在毛细血管，血管内皮细胞是管壁的主要结构，因此毛细血管脆性试验能够反映血管内皮细胞的结构和功能状况。本实验结果表明：实验 4 周前后血小板数量没有明显改变，实验组出血点明显减少主要和毛细血管功能改善有关。缺血预适应及 RIPC 对血管的保护作用机理之一是保护血管内皮细胞的结构及功能[5]。研究表明缺血预适应是一种全身性反应，其产生与机体一系列内在保护性机制被激活有关，涉及如内源性阿片系统、腺苷系统、自体活性物质体系如前列腺素、缓激肽、一氧化氮等。无创性 RIPC 可以重复进行，反复实施不仅表现出对可能缺血器官的预保护作用，对已经发展形成的心、脑、血管系统疾病还表现出良好的治疗作用，临床上常用于辅助治疗高血压、动脉粥样硬化、脑卒中后遗症等，并取得一定疗效。

有研究通过模拟人类跪坐的小鼠屈膝实验结果证明[12]，重复 7 天进行间断性小鼠屈膝与间断性束缚小鼠大腿产生的缺血预适应效果相似，都能显著延长小鼠常压耐缺氧时间和大脑耐缺血时间，提示对高原病的防治可能也有一定效果。

本文通过改进的毛细血管脆性实验证明，即便是毛细血管基本正常的人群，每日坚持间断性跪坐实施 RIPC，其毛细血管结构和功能也会得到进一步改善。毛细血管是血管床的一部分，可以推测间断性跪坐 RIPC 对较大的血管功能和结构也可能产生改善作用，值得进一步研究。

间断性跪坐不需要特殊设备且方便实施，只要持续正坐不超过 30 min 便不会由于缺血引起小腿和脚的明显功能性损伤[4]。与局部缺血预适应相似，一次 RIPC 后也可产生即时性和延迟性两个阶段的保护作用，前者持续约 3 h，后者在 12 h 后再出现并维持 3 天。如果每天练习 30 min 的间断性跪坐，则意味着机体的血管系统将持续处于缺血预适应的保护作用中，这对于防治血管性疾病及相应器官的缺血性损伤具有明显的价值。

🖳 参考文献

［1］ Murry CE, Jennings RB, Reimer KA. Preconditioning with ischemia: a delay of lethal cell injury in ischemic myocardium ［J］. Circulation. 1986, 74(5):1124-1136.

［2］ Przyklenk K, Bauer B, Ovize M, et al. Regional ischemic "preconditioning" protects remote virgin myocardium from subsequent sustained coronary occlusion ［J］. Circulation. 1993,87:893-899.

［3］ Kharbanda RK, Mortensen UM, White PA, et al. Transient limb ischemia induces remote ischemic preconditioning in vivo ［J］. Circulation. 2002,106(23):2881-2883.

［4］ Demura S, Uchiyama M. Effect of Japanese Sitting Style (Seiza) on the Center of Foot Pressure after Standing ［J］. Physiol Anthropol Appl Human Sci, 2005,24(2):167-173.

［5］ Kraemer R, Lorenzen J, Kabbani M, et al. Acute effects of remote ischemic preconditioning on cutaneous microcirculation — a controlled prospective cohort study ［J］. BMC Surgery. 2011;11:32. doi:10.1186/1471-2482-11-32.

［6］ Fudickar A, Kunath S, Voß D, et al. Effect of ischemic and pharmacological preconditioning of lower limb muscle tissue on tissue oxygenation measured by near-infrared spectroscopy – a pilot study ［J］. BMC Anesthesiology. 2014;14:54. doi:10.1186/1471-2253-14-54.

［7］ Hausenloy DJ, Barrabes JA, Bøtker HE, et al. Ischaemic conditioning and targeting reperfusion injury: a 30 year voyage of discovery ［J］. Basic Research in Cardiology. 2016; 111 (6): 70. doi: 10.1007/s00395-016-0588-8.

［8］ Hausenloy DJ, Yellon DM. Myocardial ischemia-reperfusion injury: a neglected therapeutic target ［J］. J Clin Invest. 2013 123:92-100.

［9］ Sharma V, Marsh R, Cunniffe B, et al. From Protecting the Heart to Improving Athletic Performance — the Benefits of Local and Remote Ischaemic Preconditioning ［J］. Cardiovascular Drugs and Therapy. 2015;29:573-588. doi:10.1007/s10557-015-6621-6.

［10］ Hong DM, Jeon Y, Lee CS, et al. Effects of remote ischemic preconditioning with postconditioning in patients undergoing off-pump coronary artery bypass surgery-randomized controlled trial [J]. Circ J. 2012,76:884-890.

[11] Meng R, Ding Y, Asmaro K, et al. Ischemic Conditioning Is Safe and Effective for Octo- and Nonagenarians in Stroke Prevention and Treatment [J]. Neurotherapeutics. 2015;12(3):667-677. doi:10.1007/ s13311-015-0358-6.

[12] 叶少剑，曾媛，宁明敏，等. 间断性屈膝缺血预适应对小鼠缺氧耐力的影响 [J]. 中国应用生理学杂志，2016，32（5）:491-492.

（本文原发表于《江汉大学学报（自然科学版）》，2019 年第 1 期）

以淤化瘀——缺血预适应与活血化瘀的碰撞

叶少剑

江汉大学医学院

　　谈起疼痛，中医有"痛则不通，通则不痛"之说。血气或经络必须时刻保持通畅，这是中医在数千年医疗实践中总结出来的经验。疼痛或某些体内包块的产生与血气或经络瘀塞不畅有关。所以，中医在治疗此类病症时多以疏通瘀塞为原则，用药时强调使用活血化瘀、通经活络药物，或以针灸、推拿按摩、拔罐等技法化解局部瘀结治疗相关疾病，并且往往收到较好疗效。在循环系统中，血液流动缓慢时表现为血瘀，人们普遍的观点是瘀血不利于健康，所以治疗血瘀症的基本原则是疏通瘀塞。但是近几十年来西方医学发展出来的缺血预适应（IPC）理论提示[1]，人为进行重复短暂阻断动脉产生的血液淤积有利于心血管功能的改善。那么这个理论与活血化瘀是否相矛盾呢？本文就此进行了讨论。

1. 中医的血瘀症与活血化瘀

1.1　血瘀症与"痛则不通"

　　血液循环系统的主要功能是运输，将富含氧气和营养物质的动脉血运输到组织器官并加以利用，然后将机体代谢活动产生的物质回收入血，并经过排泄器官排出体外。一般认为，血液必须是不间断流动的，若停止流动或流动异常可能产生很严重的后果。中医范畴的血瘀意指组织或器官局部血流减慢甚或瘀滞引起的病理现象，并根据常见临床表现制定了血瘀症诊断标准[2]。中医关于血瘀症有"十瘀论"之说，即久病入络为慢瘀；暴病急症为急瘀；寒凝所致为寒瘀；温热病重为热瘀；气血阴阳亏虚为虚瘀；气滞痰浊实邪为实瘀；年老病弱为老瘀；跌打损伤为伤瘀；舌胖紫暗为潜瘀；因毒瘀久为毒瘀等等。

从现代医学理论来分析局部血瘀时，瘀血处血液量可能是增加、不变或减少，而血的流速是降低的，静脉回流是减少的。组织局部血液量一般取决于动脉流入量和静脉流出量的平衡。可以根据瘀血局部血液量的改变将血瘀分为缺血性血瘀和充血性血瘀两大类，前者的血液量少于正常，而后者局部血液量多于正常。比如各种原因导致动脉血管狭窄（如动脉粥样硬化）使得局部供血减少甚至停止时，血液流入量和流出量都是减少的，造成持续性毛细血管床及静脉内血液量减少，血流减慢或停滞，为缺血性血瘀症，中医所指暴病急瘀应属此类。

病变组织局部血液量增加则可能是动脉流入血液增加和（或）静脉流出量减少的结果。如果是动脉血流入增加而静脉回流速度没有相应增加，组织血氧供应会过剩使得局部温度升高并充血、发红、肿胀，炎症早期多可能属于此类情形，如伤瘀、热瘀；而动脉血流不变静脉回流减少时淤积的是含氧量较低的静脉血，所以组织局部颜色会较暗，不会有明显的红、肿、热等表现，如慢瘀、虚瘀、老瘀、潜瘀等常见瘀血症便可能属于此类。

静脉血是与组织经过了血气交换后的血液，除了血红蛋白含氧量降低之外，更携带了许多的代谢产物，所以静脉血 pH 一般比动脉血低 0.03～0.05，其回流减少会对毛细血管血气交换功能产生影响，导致组织内代谢产物排出障碍。组织中集聚的代谢废物中有些成分，如乳酸、H^+、K^+ 离子等会对神经末梢产生刺激作用出现痛感，也许这就是"痛则不通"现象的来由。在缺血性血瘀症时尽管动脉流入量减少，但是组织代谢不会停止，静脉回流减少同样使得组织内代谢产物排出不畅聚集增加，刺激感觉神经末梢出现痛感。心绞痛的产生就是这个原理。

1.2　血瘀症与血液流变学

血液流变学涉及许多与血液流动有关的方面，如血管流变性、血液黏滞性、血细胞变形性、血小板数量及功能、血液的凝固性及纤溶性等。因此瘀血发生也很可能与血液流变学发生了异常改变有关。比如，血液黏稠度过高、微小血管内皮结构功能受损及血管张力改变、血小板数量或功能增加、微小血栓形成等也可能是减慢血流速度、影响微循环功能、发生瘀血的原因。

1.3　活血化瘀治疗用药及技法

中医的活血化瘀理论及相关药物在治疗各种瘀血相关性疾病方面特别是冠心病有着广泛应用[3]。除了内脏的瘀血症，对于躯干体表及四肢肌肉组织的劳损相关性疾病，中医也会采用局部使用活血化瘀药物或技法治疗，如药物热敷、推拿按摩、针灸、拔罐等。人体自身有很强的自愈机制，所以中医认为"人体自有大药"，通过使用技法可以促使人体释放"大药"，即内源性自愈因子，增强康复能力。

关于活血化瘀中药的药效解释是使得血液活动加速，化解淤塞的意思。因此现代药理学研究药物的活血化瘀作用主要采用了相关指标，诸如改善器官供血和血流动力学或血液流变学、对微循环的作用、血液黏度及红细胞理化特性检测、体内外血栓形成影响、血小板功能测定、血管壁及内皮细胞功能测定、对凝血及纤溶系统影响、对血脂及抗动脉粥样硬化的影响，甚至研究了对结缔组织及肉芽组织的影响，涵盖了与血液及循环相关的许多研究内容，以改善血液循环、促进血管通畅与血管壁正常、减少血栓形成或促进血栓溶解以维持血液的液态、减少出血等为疗效目标。众多研究成果[4-6] 表明常用的活血化瘀中药有改善以上疗效指标的作用。

针灸推拿及拔罐疗法是中医常用的活血化瘀方法。在细致分析这些方法时，我们发现，拔罐时罐内皮肤会产生瘀血和出血现象。拔罐过程中当罐内负压吸住皮肤凸起时，被罐沿压住的皮肤与罐沿内的皮肤之间形成几近90°的角，经过 5～20 min，会导致罐内皮肤表浅静脉回流受阻，造成局部皮肤瘀血，微小血管管内压增高，甚至使得毛细血管破裂产生出血点或瘀斑，形成中医所称的罐印。也就是说，如果中医认为拔罐疗法有助于活血化瘀，自有拔罐疗法以来国人事实上就已经实施了以淤化瘀的方法，无论我们是否意识到这一点。只不过中医认为拔罐造成这种瘀斑有利于排出人体内的湿气和寒气。

2. 缺血预适应与瘀血

2.1 重复短暂动脉阻断成就缺血预适应

缺血预适应现象首先由 Murry 等[1] 于 1986 年观察到，经过几十年的理论研究及临床转化应用，目前远程缺血预适应（RIPC）方法在国外临床上防治血管相关性的心脑疾病方面的效果得到广泛认可，国内也有一些医疗单位开始加以研究和应用[7]。缺血预适应是通过有意阻断组织或器官的供血动脉 5 min 后，放开动脉复灌 5 min 作为一个循环，如此重复 2～4 次便完成一次缺血预适应训练。在阻断动脉过程中，该动脉供血范围内血管中的血液是停止流动的或者说是瘀滞的，包括相应的毛细血管床和回流静脉中血流也几乎停滞。这种阻断对局部的血流动力学、血液流变学造成了相当恶劣的影响，引起机体特别是循环系统的高度警觉和反应。为了应对这种影响，机体会迅速启动一系列相关调节机制以试图维持正常的功能。好在 5 min 后，阻断解除，血流恢复，但是已经启动的调节活动不会马上停止，而复灌 5 min 后，接着又会有 5 min 的阻断，使得应对缺血缺氧的调节机制进一步加强。如此连续 3 次或更多间隔 5 min 的短暂动脉阻断，足以使得机体产生强烈的危机感并随即出现有效的局部及整体抗缺血功能，也就是缺血预适应现象。目前发现，参与缺血预适应的至少有内源性镇痛系统、腺苷系统和缓激肽等内源性调节系统。研究表明，实施一次缺血预适应训练至少可以对机体产生两个时程的保护作用：短时程保护期是训练结束后的 3 h 内，长时程保护期是训练后 12～72 h 内。每天实施将会使得机体心血管系统持续处于被保护状态。

2.2 缺血预适应瘀血与瘀血症瘀血的异同

这两种情形虽然都表现为血管内血流速度减慢甚至停滞，分析起来发现二者还是有差别的。首先，二者出现瘀血的原因不同：

缺血预适应的瘀血是外来力量有意阻断动脉血管产生的，血管本身结构功能及血液一般是正常的；而瘀血症是机体内部病理变化在血液循环系统的体现，瘀血血管或血液本身的结构或功能可能就有异常，也可能是血液流变学异常。其次，从瘀血发生部位及范围上看，缺血预适应阻断动脉后的瘀血范围包括被阻断的动脉血管及其供血的毛细血管床和相应的回流静脉；瘀血症则以静脉系统回流不够畅通导致静脉血流瘀滞为主，虽然也有因为动脉狭窄或阻塞发生的急瘀造成类似于缺血预适应的瘀血范围；还存在第三个区别，即瘀血持续的时间不同：实施缺血预适应采用的是重复短时程阻断动脉，一般是缺血 5 min 便复灌，也就是间隔 5 min 后再次短时间缺血 5 min，如此反复数次，既不会因为一次性缺血时间过长造成组织的实质性损伤或凝血，又达到了刺激机体产生抗缺氧物质的目的；瘀血症中除了伤瘀可以随着伤情自然恢复而逐渐消失外，其他的瘀血症不经过对症调理是不会自动消除的。急瘀时血管一旦出现狭窄问题造成血流减少减慢甚至停滞，便很难自动回复正常供血，容易导致供血器官的长时间缺血继而损伤。

2.3 瘀血症是否会产生缺血预适应

既然短暂重复的血液淤积于血管有助于机体产生抗缺血缺氧机制，中医所述瘀血症是否也有类似的效果呢？缺血预适应疗法是通过人为阻断动脉造成相关组织器官的间断性短时程缺血及瘀血，以增强机体的抗缺氧能力及减轻随后严重缺血时的损伤。从机制上看，缺血性瘀血症类似于缺血预适应时的动脉血流减少或阻断，所以瘀血症中的暴病急瘀与西医诊断的心脑血管急性堵塞造成的缺血性卒中类似。临床上可以看到部分心脑血管疾病患者在心脑血管没有达到完全堵塞前，会经常出现一些短期缺血症状，比如，短暂性脑缺血发作（transient ischemic attack，TIA）[8] 以及心绞痛就分别是大脑和心脏短期缺血的表现，每次发作的持续时间在 10～15 min。这些短期缺血尽管不像有意实施的缺血预适应那样规律，但事实上会对相应的心肌或脑组织产生一定程度的缺血预适应效果，因为临床观察到一些血管进行性阻塞的患者其动脉管腔可能慢慢阻塞到 95％以上仍然没有致命性症状产生。反而是那些平时没有表现出慢性血管狭窄、一直无明显症状的人群，一旦突发心脑血管急性栓塞时会产生严重的器官缺血损伤乃至猝死。

充血性瘀血症，即以静脉瘀血为主的情况下是否也会产生缺血预适应效果呢？目前没有足够的研究能够将两者联系起来。可以推断的是，缺血预适应现象，顾名思义是在缺血达到一定程度组织发生缺氧时才会产生的，如果仅有静脉瘀血而动脉供血并没有明显减少，则缺血预适应产生的可能性不大。反之，在静脉瘀血时局部代谢产物浓度增高，酸性环境下可能进一步使静脉血管扩张加重瘀血，形成恶性循环。此时如何促使淤积的静脉血排出就显得很重要。前面分析过拔罐时的皮肤表浅静脉瘀血后毛细血管破裂形成出血点或瘀斑，实际上就是排除了少量的瘀血，罐印越深表明排出瘀血越多。有时甚至通过三棱针、梅花针等有意刺破皮肤后再拔罐以吸出瘀血，加强疗效，可能就与排出瘀血后阻断了这种恶性循环改善静脉状态有关。推测以静脉瘀血为主的充血性瘀血症无论从西医角度还是从中医角度分析都是不利于健康的。

3. 缺血预适应的以淤化瘀作用

缺血预适应是西医概念，活血化瘀则是传统中医解释。应用缺血预适应，其实是通过反复短暂阻断相应动脉血管造成缺血性瘀血，唤起机体的内源性保护机制，最终达到改善血液及血管系统功能产生活血作用。多年临床实践证明，该方法除了提高机体的整体和各组织器官的耐缺氧能力外，对血管内皮细胞结构功能、血管壁结构与功能、毛细血管脆性[9]、血小板功能、血液流变学等有良好的改善效果，从而对血管相关性疾病产生明确的防治作用。Lau JK[10] 等采取临床双盲对照研究发现，一次性 RIPC 就可以明确降低微循环阻力，增加冠脉血流量。Lang JA[11] 等研究证明连续 7 天进行 RIPC 后，上臂皮肤血管舒张能力显著改善，血流量增加。进一步研究[12] 表明这种重复的 RIPC 导致的血管舒张功能改善，除了与血管内皮功能改善增强了内皮依赖性松弛血管作用有关外，同时非血管内皮依赖性扩血管作用也得到增强。从血液流变学方面，RIPC 可提高微循环中血流速度，改善红细胞变形能力[13]；抑制血小板激活[14]；长时程 RIPC 还可以促进纤溶系统功能降低血栓风险[15]，甚至可以改善血管的重构[16]。

缺血预适应虽然是提出才 30 余年的理论，但在中国实际上不经意中已经有了数千年的应用历史。除了上述的拔罐能通过引起局部皮肤瘀血、出血，产生活血效果外，中国人自古以来采用的某些坐姿也可以产生缺血预适应效果，从而无意中改善了国人的健康。比如，盘腿而坐可以部分阻断下肢动脉血流继而产生一定的缺血预适应效果[17]；跪坐则可以几乎完全阻断腘动脉血流[9]，在生活中不断的起立、跪坐过程中就反复引起下肢组织的缺血复灌反应，产生腿脚局部和全身的缺血预适应保护作用。可惜的是自宋代起我国国民逐渐放弃了跪坐习惯，盘坐也被当成了少数人群的锻炼方式。

综上所述，缺血预适应通过间断性阻断正常动脉的血流形成短时间的血瘀现象，不仅没有出现传统意义上的血瘀症，反而通过"以淤化瘀"产生了活血化瘀的效应，达到改善心血管健康的目的，起到与中医活血化瘀药物及技法相似的作用。事实上，中医一直从整体观念出发，认为"体内自有大药"。远程缺血预适应作为一类简单易行的非创伤性方法，通过激活机体内在的防治机制产生效用，正是践行了这个道理，值得在中西医实践中加以应用推广。

参考文献

［１］ Murry CE, Jennings RB, Reimer KA. Preconditioning with ischemia: a delay of lethal cell injury in ischemic myocardium ［J］. Circulation. 1986,74(5):1124-1136.

［２］ 中国中西医结合学会活血化瘀专业委员会，陈可冀，徐浩，等. 实用血瘀证诊断标准［J］. 中国中西医结合杂志，2016，36（10）:1163.

［３］ 刘玥，高铸烨，付长庚，等. 活血化瘀药物防治冠心病:循证与展望［J］. 中国循证医学杂志，2018，18（11）:1145-1150.

［４］ 莫琼，郝二伟，覃文慧，等. 平性活血化瘀中药物质基础与药理作用的研究进展［J］. 中国实验方剂学杂志，2020，26（01）:205-216.

［５］ 高丽娜，崔元璐，延阔，等. 丹参红花配伍研究进展［J］. 中草药，2016，47（04）:671-679.

［６］ 王刚，李素霞，刘丽芳，等. 丹芎通脉颗粒主要活性成分的药理作用

研究［J］. 煤炭与化工，2017，40（03）:83-85.

［7］ 赵童，马欣，吉训明. 远隔缺血适应在缺血性脑血管疾病中的应用研究进展［J］. 中国脑血管病杂志，2019，16（04）:213-217.

［8］ 曲延民，李晓林. 短暂性脑缺血发作对卒中后脑保护的临床观察［J］. 中风与神经疾病杂志，2017，34（05）:428-431.

［9］ Lau JK, Roy P, Javadzadegan A, et al. Remote Ischemic Preconditioning Acutely Improves Coronary Microcirculatory Function ［J］. J Am Heart Assoc. 2018;7(19):e009058.

［10］ Lang JA, Kim J, Franke WD, et al. Seven consecutive days of remote ischaemic preconditioning improves cutaneous vasodilatory capacity in young adults ［J］. J Physiol. 2019;597(3):757-765.

［11］ Kim J1, Franke WD1, Lang JA. mproved endothelial-dependent and endothelial-independent skin vasodilator responses following remote ischemic preconditioning ［J］. Am J Physiol Heart Circ Physiol. 2020; 318(1):H110-H115. doi:10.1152

［12］ Magyar Z, Varga G, Mester A, et al. Is the early or delayed remote ischemic preconditioning the more effective from a microcirculatory and histological point of view in a rat model of partial liver ischemia-reperfusion? ［J］. Acta Cir Bras. 2018;33(7):597-608.

［13］ Lanza GA, Stazi A, Villano A, et al. Effect of Remote Ischemic Preconditioning on Platelet Activation Induced by Coronary Procedures ［J］. Am J Cardiol. 2016;117(3):359-65.

［14］ Pryds K, Kristiansen J, Neergaard-Petersen S, et al. Effect of long-term remote ischaemic conditioning on platelet function and fibrinolysis in patients with chronic ischaemic heart failure ［J］. Thromb Res. 2017; 153:40-46.

［15］ Khan MB, Hafez S, Hoda MN, et al. Chronic Remote Ischemic Conditioning Is Cerebroprotective and Induces VascularRemodeling in a VCID Model ［J］. Transl Stroke Res. 2018 Feb;9(1):51-63.

（本文原载于《医学理论与实践》2021 年第 9 期）

来自应用缺血适应锻炼者的话

（一）

我是因为第一次去西藏，担心高原反应，表现得有点害怕，通过同事介绍接触到间断性跪坐缺血适应锻炼方法的。当时，抱着试一试的心情，提前在家炼了几天，发现这个方法不仅可以锻炼心血管功能，还能让心情平静，有助于睡眠。因为我平时睡眠不好，又喜欢躺在床上玩手机就愈发睡不着，自从发现跪坐法有助睡眠后，我现在睡觉前都丢掉手机，每天练个 5～10 min 就直接睡觉，跪坐法逐渐改变了我的生活方式，同时，通过心血管锻炼和助力睡眠也增强了我的身体素质，因此，我是强烈推荐年轻的同志们加入跪坐锻炼的大军的，这是一项少投入，大回报的科学锻炼方法。同时，我也认为使用者有必要知道其原理，这样才能更好地结合自身情况发挥更加个性化的作用。

（二）

约 6 年前，有一段时间血压不稳定，人不舒服，时常觉得走路有点飘，另外还有一点是左脚一到冬天就冰凉。有一次我最好的大学同学给我介绍了跪坐锻炼方法。开始跪坐有点不适应，整个身体的重量都压在后腿和脚掌上，坚持不了一会，感觉脚前掌拉伸的厉害和发麻，就要起身歇一会儿，这种状况大约持续 1 个月时间，慢慢地就没有上述感觉了。正常情况下，是跪坐 5 min 起身休息一下再跪坐 5 min。有一段时间，感觉良好，就自己把跪坐时间延迟到 10 min，自以为这样效果会更好，实际上效果一般，坚持了这么多年，现在左脚冬天冰凉的感觉消失了，血压也正常了。我也把跪坐的这种锻炼介绍给了我的家人和不少好朋友，但大多数都没有坚持下来，以我的体会一般坚持 3 个月就会有很好的效果了。

（三）

2018 年接触到间断性跪坐缺血适应锻炼。我认为这个方法的原理易理解，通过对心血管系统进行训练符合人体的规律。从第一天开始练习至今为止每天早晚各训练一次。长期练习改善了睡眠质量，练习到一年多时间后个人的精力明显增加了很多，更充沛。我认为这是种物理疗法的原理和机制，通过反复短时间缺血再灌注促进血液循环能力、改善了心脏功能。这些来年我推荐这套训练方法给认识的人应该有 500～600 人，教他们如何自我练习。

（四）

听朋友介绍了缺血适应锻炼方法，觉得有一定的道理，在朋友建议下练习远程缺血适应。家中老人有腔隙性脑梗病史，目前在康复中并长期用药，为防止再次复发，觉得缺血性适应锻炼方法可能会对此病有所改善，希望对身体快速恢复有所帮助。老人于 2022 年 10 月因身体不适送往医院，经检查患有：1. 心功能不全；2. 高血压病 3 级；3. 高血压性心脏病，心功能 II 级；4. 双侧基底节区腔隙性脑梗。通过医院的治疗基本恢复，无后遗症，只是双腿不能长时间行走或运动，否则感到下肢无力。目前长期用药，口服硝苯地平缓释片、阿司匹林肠溶片、阿托伐他汀钙片、尼可地尔片。近两个月边服药边通过缺血性适应锻炼，暂且感受不到对病情有较大的改善（可能是训练的时间太短的原因），但对睡眠质量的改善是很明显的，对颈椎病也有一定的效果。

我个人没有基础疾病，通过一个多月的缺血性适应法锻炼，明显感觉对睡眠有很大的帮助，精神状况得到极大的提高，季节性颈椎病也没有复发，明显感觉轻松多了。这种训练方法还是很不错的，会长期坚持。对于这种方法的原理和机制只是了解其中一小部分，觉得应该让使用者充分了解和熟悉，加大宣传和推广。我自己在训练的同时也推荐给身边的朋友，感觉都挺感兴趣的，特别是家中有老人的，目前有五六个朋友都在按此方法在做训练，并说做了后睡觉睡得香了，睡眠质量得到极大的提高。本人认为及既然有这么好的方法应该让多数的人去熟悉和使用，让绝大多数人都用得起，在经济上都能承受得起。对该方法的原理和机制要加大宣传力度，让所有的人都知道并养成习惯，这样对预防疾病才有很大的帮助。

（五）小动作解决多年的老毛病

我从高中时代起就有一个小毛病。每到冬季，在咳嗽或打喷嚏时，鼻腔里总有鲜红的血丝流出来。当时，我找专科医生看过。医生说，这是到了冬季鼻腔毛细血管出血，注意防冷防冻就行了。可是，几十年过去了，每年冬季我都特别注意防冷空气，而这种现象一直没有改变。而且，随着年龄的增长，过去喷出来的细小血丝变成了一片一片血迹，甚至从早到晚都会不时出现。不仅仅是冬季，其他季节也会发生。每次到医院，医生也无计可施。即使开一些药，也并无效果。我开始担心了，不知道究竟哪里出现了问题。

我和叶老师坐同一辆通勤车上班。一天早晨，在等车的时候，我将我的情况向叶老师叙说。叶老师热情地说，她正在研究一个相关的课题，课题阶段性成果业已公开发表。并询问我有无高血压病或糖尿病等病史，我说没有。她随后分析说可能我的鼻腔黏膜血管质量不太好，告知我该怎样每天采取跪坐缺血适应法锻炼一次，改善血管质量后有可能控制这种鼻出血。这种锻炼一次分三轮跪坐，每轮跪坐 5 min 后起身休息 5 min。我一听，这个方法操作简单，步骤明了，时间也不长，正好满足上班族的需求。当天下班回家后，我就按叶老师的指导开始实践。坚持几天后，我心里开始打鼓了，这个简单的动作和短暂的时间对我的状况有作用吗？我把疑虑向叶老师讲了。叶老师把她的研究成果发给我学习，给我讲了这个动作的科学原理，并嘱咐我坚持下去。尽管我并不很懂得叶老师所讲的原理，甚至其中的概念我都不太明白，但学习了叶老师的研究成果和听完她的耐心解说后，我放下心来，坚持练下去。在我练习的过程，叶老师过一段时间就会询问我练习的情况和练后效果。有次，当她听我说一次不小心连续跪坐了30 min后，立即纠正说，每次跪坐时间不宜超过5 min，一次三个阶段总时长保持在25 min就可以了。只要坚持做下去会有效果。我想，叶老师指导的方法不花钱，不择地方，不选时间，有空闲就能做，为什么不坚持下去呢？就这样，又到了冬季，咳嗽或打喷嚏时见不到出血了。我猛然想起我坚持叶老师指导的跪坐训练法已经有一年多了。老毛病竟然好了！一个小动作，竟然解决了缠绕我30多年的问题！不过，要想练出效果，首先要相信科学。这种方法有科学研究成果作支撑，值得依赖。其次要坚持。每个人的体质不尽相同，毛病的程度也不相同，但坚持下去，大家一定能得到自己想要的健康身体！医者仁心。感谢叶老师！

（六）关于进行间断性跪坐缺血适应锻炼方法的体会

我于2022年春天接触到了间断性跪坐缺血适应锻炼方法，因为我的同事及其家人从2015年开始至今一直在采用此方法锻炼，我亲眼看到了他们取得的良好效果，精气神得到了明显的提升，工作的精神面貌和生活热情都有变化。另一位同事从2022年开始此方法的锻炼，才1年时间，其长期流鼻血的症状得到了改善。从他们那里了解到该方法可以改善人体血管结构和功能，锻炼起来很简单的一种方法。2021年春B超检查发现我的肝内可见多个无回声区，认为是肝囊肿，其中较大的有8.7 cm×6.0 cm，医生建议我做手术，但我当时工作忙而不想马上手术。我从我校医学院叶教授那里了解到单纯性肝囊肿的囊液实际来自血液成分血浆，其产生可能与囊壁毛细血管通透性增高有关。通透性增加则分泌囊液增加，囊肿变大；毛细血管质量变好则通透性会降低，分泌液体将减少，甚至会吸收液体增加，使囊肿体积缩小。所以我就开始了跪坐法训练。

我一般是晚上边看电视边在瑜伽垫上进行跪坐训练，刚开始时，每 3 min 站起来，上下踮脚 3 min，为一轮，坚持做 20 min 为一组。后来，可以延长到每 5 min、8 min 甚至 10 min 跪坐了，一组的时间也延长到 1 h。这样坚持到 2022 年中体检时，较大的那个囊肿减小到 7.9 cm×6.5 cm 了。那段时间脚底心有个小疱块也变软了。

间断性跪坐缺血适应锻炼方法能让我觉得腿部的力量也得到些加强，平衡性和灵活性保持不变。跪坐法还能使我缓解压力，放松心情，改善了血液循环，是一种值得推荐的锻炼方法。

（七）

我接触到间断性跪坐缺血适应性方法缘起同事的介绍与推荐，因为听说能有利于身体康复，所以感兴趣。当时我因患某种低度恶性肿瘤经有效治疗后处于恢复期。我是 2019 年 9 月发现此病，做了手术切除，目前每半年复查 1 次，到今年 7 月的复查，情况良好。希望继续通过跪坐练习，保持身体健康。我大致知道跪坐锻炼法是缺血适应性保护原理，同时认为使用者非常有必要知道原理。

（八）

初坐时，除了足弓绷得疼外没啥感觉。后来垫上垫子，慢慢习惯后就好了。现在是坐第一个5 min脊背就开始温暖，暖烘烘的，脚底微微出汗（不是汗珠子，是潮潮的感觉）。作用方面就是感觉对缓解便秘有些效果。我之前常年便秘，后来只要早上完成跪坐，就有了便意赶忙要上厕所大便，感觉跟这坚持跪坐貌似有些关系。后来试过几次，有时晚上睡晚了，早上起晚了，来不及跪坐，就一天没有便意。

后 记

　　本书是对自己几年来关于缺血适应技术临床转化应用研究工作的一个总结，也是结合相关研究的历史及现状写给大众的一本旨在科普缺血适应理论及转化应用的书籍。书中介绍的间断性跪坐缺血适应等锻炼方法，是一类依据缺血预适应理论建立起来的、以人体特殊坐姿阻滞下肢血流实现缺血适应的技术。由此获得的健康的确是利用坐的方式得到的。这可算作第一本介绍间断性跪坐缺血预适应方法的书籍。

　　人们对现代医学科技能力的崇拜和依赖性越来越强，几乎忘记了我们人体拥有的令人称奇的自愈能力。缺血适应技术就是调动了机体的某些内在保护性力量，才能产生不可思议的健康促进效果。中华先民一代代采用跪坐这种古老的坐姿，在不知不觉中产生的缺血适应效果护佑下生活了数千年，直到宋朝。我早年接触并研究过缺血预适应相关课题，到后来碰巧发现打坐健身效果可能与缺血适应保护有关，再到后来主动寻找到阻断腘动脉更完全的跪坐姿势，并加以合理利用建立了跪坐适应法。这一系列过程看似巧合却不完全是，与我多方位的知识积累也有一定关系。

感谢母校华中科技大学同济医学院各位恩师多年来给予的系统完整的医学教育，也感谢当年图书馆老师们指导学生进行的医学知识之外的广泛阅读，改善了我的知识结构并扩大了知识面。

跪坐的不舒适性让我们的先人在宋朝时放弃了将其作为坐的方式。再次回忆德国哲学家尼采的那句名言：那些不能杀死我们的，将使我们更强大。适应性是生物为应对外界对其不利的变化才会产生，因此适应性更多是在被动甚至被迫情形下产生的。恐怕只有智慧如人类的生物才会主动去吃些小小的苦头以使身体提前适应这些不利因素以换取日后的健康平安，比如接种疫苗、比如适度劳动或锻炼身体、比如实施缺血预适应等"自找苦吃"的行为就是这种目的。实际上在科学的预适应理论指导下，这些人为制造的小苦头真的很小，小到你的意识可能都没有感觉到自己吃了苦头，但是你的灵敏的身体会清楚地知道并会及时有效去应对，产生预适应保护反应。追求舒适是生物的本能，而追究更健康的身体和更好的生活质量是人类才有的智慧。

近年来为落实《"健康中国 2030"规划纲要》等国家级健康战略，各地政府开始下大力气抓紧采取各种措施，许多国人感受到了这种来自政府对国民健康的关心。为此 2021 年 6 月由国家卫生健康委等十部委倡导提出"国家脑卒中百万减残工程"后，各地以多种方式进行了响应，相继对广大职工群体进行了反复的健康科普宣讲教育，并重点介绍了该工程依托的关键适宜技术之一即远程缺血适应（RIC）方法。通过推荐大家使用缺血适应仪已经获得了一定成效。

因自认为间断性跪坐缺血预适应法比较有价值，作者曾投稿给《循环》（*Circulation*）杂志。2018年6月主编的回信让我有些失望的同时，一句"我们非常尊重你的工作（We have very high regard for your work）"，尽管是客套话，也表明编辑部对此方法有一定的认可，因《循环》杂志刊发了关于缺血预适应的第一篇文章及另几篇相关重磅文章。他解释道：每年来稿超过5 000份而接受率不足6％，编辑部考量文章的发表优先权十分慎重。在科学研究的艰苦征途中，获得哪怕一点真正的进步都比较困难，但这点成绩也可以变成研究者继续前进的动力。发现并建立起这个方法后，我对于中国传统文化中"大道至简"这个词有了新的认识。不少锻炼者说，这个方法听起来道理很复杂难以弄明白，但是做起来真简单，有效就行。此方法本可以对"百万减残工程"作出大的贡献，但目前了解跪坐RIC法的人很有限，作用难以发挥出来。所以作者撰写了这本书，从近处看可以让希望进行RIC锻炼的人们多一种方法上的选择，能不受个人经济条件限制地实施这种简单易行的RIC锻炼方法，达到维护泛血管健康的目的；从长远看有利于降低国民严重心脑血管相关疾病发病率，有助于落实"脑卒中百万减残工程"。

作者在此也对江汉大学、江汉大学教务处的大学生科研培训项目等单位及医学院相关领导和同事，特别是对那些在繁重学习任务之余，克服各种困难积极参与了相关研究项目的朝气蓬勃的医学本科生们表达衷心的感谢，是大家共同努力和支持帮助使得这个方法成功建立起来，并证明了其有效性。

再次给大家复述一遍可坐出健康来的方法吧，因许多人不熟悉原理以为跪坐时间越长越好，或因为无闹钟提醒，经常出现长时间跪坐忘记放松的现象。间断性跪坐缺血适应法的实施可以按常规的 5 min 法，即跪坐 5 min→放松 5 min→跪坐 5 min→放松 5 min→跪坐 5 min，结束，共 25 min 就完成锻炼。刚开始学习跪坐或时间紧张时可以把时间都换成 2 min（共 10 min 完成）、3 min（共 15 min 完成）或 4 min（共 20 min 完成），只是效果可能略差于 5 min。原则上跪坐了几分钟随后就放松几分钟。强调一下单次跪坐时间不要超过 5 min，也是推荐的跪坐最长时间，这样跪坐中阻断腘动脉血流对小腿腓肠肌等组织造成的缺血性损伤及放松时 5 min 腘动脉恢复血流造成的再灌注性损伤都很轻微，三轮跪坐结束后腿脚一般不会产生明显不适，但是已经足够刺激机体合成释放内源性抗缺血物质、产生预适应保护作用了。若坚持每天锻炼 1～2 次，机体将会连续处于缺血适应保护之下。注意请同时保持良好的生活作息和餐饮习惯，善待自己的身体会给自己提供一个健康长寿机会。

几年来，我和家人、同事及朋友们学习并实施跪坐 RIC 锻炼，并从中获得了各自的健康收益，他们的正面反馈和赞扬也促使我克服多重困难开始了本书的写作并坚持着完成。感谢他们！